Ich habe einen Knall – Sie auch?

MIRJAM INDERMAUR
DR. DENISE HÜRLIMANN

ICH HABE EINEN KNALL – SIE AUCH?

EINE PSYCHOTHERAPIE ZUM MITLESEN

WÖRTERSEH

Wörterseh wird vom Bundesamt für Kultur mit einem Strukturbeitrag für die Jahre 2016 bis 2020 unterstützt und dankt herzlich dafür.

Lektorat: Brigitte Matern, Konstanz
Korrektorat: Lydia Zeller, Zürich
Lektoratsleitung und Koordination: Andrea Leuthold, Zürich
Umschlaggestaltung: Thomas Jarzina, Holzkirchen
Motiv Umschlag: © shutterstock.com
Layout, Satz: Beate Simson, Pfaffenhofen a. d. Roth
Druck und Bindung: CPI – Ebner & Spiegel, Ulm

Print ISBN 978-3-03763-106-5
E-Book ISBN 978-3-03763-765-4

www.woerterseh.ch

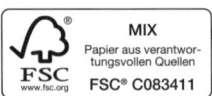

Für die, die den Mut zur Psychotherapie noch nicht gefunden haben. Und für die, die sich trauten und erfahren haben, dass es guttut.

Auch aus Steinen,
die einem in den Weg gelegt werden,
kann man Schönes bauen.

————

Johann Wolfgang von Goethe

Inhalt

Zu diesem Buch

Denise Hürlimann und ich hatten uns bestimmt zwei Jahre nicht gesehen, als wir uns per Zufall beim Einkaufen begegneten. Zwischen Cornflakes und Konfitüre wechselten wir ein paar Worte, und es fühlte sich an, als wäre seit dem letzten Mal keine Zeit vergangen – mit dem Unterschied, dass ich inzwischen keine Patientin mehr von ihr war. Danach zogen wir beide wieder unserer Wege, doch meine Gedanken liefen plötzlich auf Hochtouren. Schon länger hatte ich da so eine Idee, wusste aber nicht recht, wie ich das anpacken sollte. An jenem Tag aber machte es laut und deutlich klick, und alles stand ganz klar vor meinen Augen: Ich wollte die Erfahrungen weitergeben, die ich in meiner Psychotherapie gesammelt hatte, und anderen Menschen damit Mut machen, selbst psychologischen Rat in Anspruch zu nehmen. Kurzum: Ich wollte zusammen mit meiner ehemaligen Therapeutin ein Buch schreiben.

Beherzt griff ich am nächsten Tag einen Tipp auf, den ich in meiner Therapie gelernt und seither immer wieder erfolgreich angewandt hatte: Ich nahm das Telefon zur Hand und bat Denise Hürlimann ohne Umschweife um ein Treffen – hätte sie keine Zeit, würde sie es schon sagen. Da sie immer sehr beschäftigt war, hatte ich erst einmal mit einem Korb gerechnet. Erstaunlicherweise sagte sie jedoch sofort zu, und so saßen wir uns ein paar Tage später bei einem Kaffee gegenüber. Ich hatte mich auf dieses

Treffen gut vorbereitet und sorgfältig sämtliche Argumente zusammengetragen, die helfen konnten, meinen Traum Wirklichkeit werden zu lassen. Aber noch bevor ich sie alle auf den Tisch gelegt hatte, war Denise Hürlimann begeistert. Wir wurden uns rasch einig, dass wir es zumindest versuchen wollten. Ob dieser Versuch geglückt ist, entscheiden nun Sie.

Immer mehr Menschen leiden unter Depressionen. Allein in der Schweiz soll es jeder Fünfte sein. Wie viele es wirklich sind – auch in unserer Umgebung –, wissen wir nicht, denn oft fehlt der Mut, sich an einen Therapeuten zu wenden oder offen darüber zu sprechen. Die Hürden sind hoch, und auch ich tippte mir erst einmal an die Stirn, als der Arzt mir ein Burn-out bescheinigte. Als mein Mann dann jedoch an Krebs erkrankte, war ich definitiv auf Hilfe angewiesen, denn mein Gefühlswägelchen raste sofort wieder gefährlich auf und ab. Ich hatte das unschätzbare Glück, in Denise Hürlimann nicht nur eine Psychotherapeutin, sondern auch eine versierte Psychoonkologin zu finden, die sich mit den Bedürfnissen von Krebskranken und deren Angehörigen auskannte.

Ich habe viel gelernt in dieser Therapie – über mich, mein Umfeld, das Leben. Und so erzählen Denise Hürlimann und ich hier nun im Wechsel von den Erfahrungen auf der Gefühlsachterbahn und aus der psychotherapeutischen Praxis. Von Höhen und Tiefen, Einbrüchen und Fortschritten, von zermürbenden Herausforderungen und befreienden Erkenntnissen.

Mirjam Indermaur, im Sommer 2019

Prolog

Mein Name ist Mirjam, und ich bin vielleicht wie Sie. Sicher aber bin ich wie viele andere Menschen. Mit meiner Größe von einem Meter zweiundsiebzig bin ich Durchschnitt, mein Aussehen ist ebenfalls durchschnittlich, und wahrscheinlich ist selbst mein Leben durchschnittlich. Wenn man mich kennen lernt, sagt man, ich sei offen und interessiert. Das stimmt (meistens). Und es heißt, ich sei eine Powerfrau. Das täuscht (oft).

Als ich vor über zehn Jahren in eine Erschöpfungsdepression glitt, konnte ich es nicht fassen. Ich hatte doch alles, was man sich nur wünschen kann: einen tollen Mann, vife Söhne, ein gutes Einkommen – was gab es da zu klagen? Seither erlebe ich immer wieder Irrfahrten der Gefühle, die mich, die ich eigentlich gern rede, sprachlos machen und alles in Düsternis tauchen.

Zu der Zeit, als ich aufwuchs, galt es als befremdlich, wenn jemand ein psychisches Problem hatte. Man wusste nicht so recht, weshalb jemand dauernd unglücklich oder verwirrt war. Hinter vorgehaltener Hand hieß es dann, diese Person habe einen Knall. Heute bemühen wir uns um politische Korrektheit, und da hat dieser Ausdruck keinen Platz mehr.

Doch die Gesellschaft ist noch immer nicht so weit, Menschen mit psychischen Problemen unvoreingenommen zu begegnen. Deshalb benutze ich diesen Ausdruck bewusst – etwas provozierend, aber durch und durch wohlwollend, ich würde sogar sagen:

liebevoll. So einen Knall zu haben, fordert einen ungemein, regt aber auch dazu an, sich selbst besser kennen zu lernen und notwendige Perspektivenwechsel vorzunehmen – sofern man sich dabei helfen lässt.

Ich habe also einen Knall. Sie auch?

Plötzlich ist alles anders

Trotz meines oft mangelhaften Erinnerungsvermögens gibt es Momente, die ich jederzeit abrufen kann. Ein solcher Moment ist die Nachbesprechung einer Magenspiegelung meines Mannes. Wir saßen nach der Untersuchung im Wartezimmer und waren uns eigentlich sicher, dass nichts Schlimmes dabei herauskommen würde. Doch dann rief der Arzt uns ins Konsultationszimmer und legte seine Stirn in Falten. Da sei etwas, das da nicht sein sollte, erklärte er. Wie kleinen Kindern zeichnete er uns den Magen auf und platzierte darin einen Klumpen, der dort nichts zu suchen habe. Wie durch ein Rauschen hörte ich, dass man noch nicht genau sagen könne, wie schlimm das sei, und vielleicht sei es auch noch nicht gefährlich. Erinnern kann ich mich nur noch an »schlimm«, »gefährlich« und »Krebs«. Während ich fassungslos dasaß, versuchte mein Mann, Haltung zu bewahren, und stürzte sich auf die Fakten. Er ließ sich alles mehrfach erklären, wobei er – wie er mir später verriet – gar nicht in der Lage war, irgendetwas aufzunehmen. Wir verließen die Arztpraxis mit der Information, dass wir von unserem Hausarzt hören würden und dass dann sehr rasch weitere Untersuchungen nötig würden, bevor man versuchen könne, etwas zu tun. Versuchen? Was sollte das denn heißen?

Unsere Heimfahrt dauerte nur zwanzig Minuten, die sich aber wie viele Stunden anfühlten. Keiner von uns sprach, wir wussten nicht, was wir sagen sollten. Mein Mann und ich waren seit Teen-

17

agertagen zusammen und lebten das, was man als harmonische, glückliche Beziehung bezeichnen würde. Unser Lebensplan war bisher mit Job und Karriere sehr gut aufgegangen, und wir mussten uns nur selten irgendwelchen schwerwiegenderen Problemen stellen. Nach fast fünfundzwanzig Jahren Ehe konnten wir ernsthafte Krisen an einer Hand abzählen. Was uns nun aber begegnete, übertraf alles je Dagewesene bei weitem.

Als wir an jenem 25. Februar 2013 zu Hause ankamen, war alles anders. Noch am Morgen hatten wir unseren Söhnen den immer wiederkehrenden Vortrag darüber gehalten, dass sich eine Geschirrspülmaschine nicht von selbst ausräumt. Am Mittag interessierten uns solche Banalitäten nicht mehr. Wir waren froh, dass die ärztliche Untersuchung so lange gedauert hatte, denn jetzt waren unsere Kinder alle irgendwo unterwegs. Mein Mann war ruhig und wollte für sich sein, was ich gut verstand. Ich wiederum versuchte in gewohnter Manier, lösungsorientiert zu agieren und einfach irgendetwas Sinnvolles zu tun. Aber genau dieser Aktionismus ließ mich das wohl am allerwenigsten Geeignete in Angriff nehmen: Ich setzte mich an den Computer und suchte im Internet nach dem Stichwort »Magenkrebs«. Damit öffnete ich die Büchse der Pandora.

Wie ferngesteuert saß ich vor dem Bildschirm und las Informationen, von denen eine schlimmer war als die andere. In meinem Kopf setzte eine Verweigerungsspirale ein, und es schrie in mir nur noch »Nein, nein, nein!«. Ich war in einen Schock gefallen und schlicht nicht mehr funktionstüchtig. Verzweifelt suchte ich nach einem Hoffnungsschimmer, aber je mehr ich mir diesen herbeiwünschte, desto mehr Hiobsbotschaften fand ich.

Als unsere Söhne nach Hause kamen, trafen sie auf eine in Tränen aufgelöste Mutter und einen schweigsamen Vater. Irgendwie schienen sie zu spüren, dass der Zustand der Mutter besser war als der des Vaters, wahrscheinlich deshalb, weil sie mich auch früher schon weinen sahen. Sie fragten, was los sei, und ich erklärte ihnen, dass ihr Vater Krebs habe und wir nun selbst nicht wüssten, wie es genau weitergehe. Auch sie waren geschockt, gingen damit aber anders um. Unser Jüngster, Emanuel, war mit seinen zehn Jahren noch unschuldig genug, nichts Böses zu ahnen. Er nahm die Information, dass sein Vater krank war, einfach mal zur Kenntnis. Patrik, der bereits eine Lehre machte, nahm mich in den Arm und sagte nichts weiter. Joshua, unser Ältester, wiederum versuchte, mich mit Fakten zur Überlebensrate von Magenkrebspatienten zu beruhigen, und zog sich zurück, um seinerseits mehr Wissen zusammenzutragen.

Obwohl wir alle keinen richtigen Appetit hatten, saßen wir gemeinsam beim Nachtessen und sortierten unsere Gedanken. Innerhalb nur weniger Stunden wechselte unsere Verzweiflung zum Willen, stärker als diese Krankheit zu sein. Mein Mann versuchte, sich seine Ängste nicht anmerken zu lassen und Stärke zu zeigen. Unsere Jungs waren ungewohnt still und vergaßen glatt, sich wie sonst üblich darum zu streiten, wer die Küche aufräumen musste.

Nach einer unruhigen Nacht weckte uns am nächsten Morgen der Anruf unseres Hausarztes. Er hatte bereits die Resultate der Untersuchung bekommen und gleich einen Termin im Spital organisiert. Noch am selben Tag sprachen wir dort bei einem Spezialarzt vor und wurden über die nächsten Schritte informiert. Verschiedenste die Diagnose erhärtende Untersuchungen standen an, und bald war mein Mann so dauerbeschäftigt, dass er kaum Zeit hatte, irgendwelchen Gedanken nachzuhängen.

Für ihn war nun gesorgt. Das Spitalpersonal beschäftigte sich sehr kompetent und effizient mit Behandlungsoptionen und konzentrierte sich völlig auf den Patienten. Aber – und das mag nun ein wenig egoistisch klingen – während ihm Mut zugesprochen wurde, blieben wir als seine Familie eher außen vor. Erschwerend kam hinzu, dass ständig der betreuende Arzt wechselte und es somit schwierig wurde, ein Vertrauensverhältnis zu einem von ihnen aufzubauen.

Mein Mann ist ein einfühlsamer Mensch, spricht aber nur selten über Gefühle. Im Lauf seiner Krankheit gab es nur ganz wenige Momente, in denen er sich mir und unseren Söhnen gegenüber zu seinen Ängsten äußerte. Nach so vielen gemeinsamen Jahren ahnte ich trotzdem, was in ihm vorging, und versicherte ihm, dass wir das zusammen durchstehen würden. Ich wollte mit ihm gemeinsam wütend sein über diese Ungerechtigkeit, ich wollte dem Krebs trotzig begegnen und ihn besiegen. Doch meine Reaktionen auf seine Krankheit entsprachen nicht den seinen. Er war ruhig und gefasst und wollte seine Familie nach Möglichkeit nicht psychisch belasten. Ich wiederum war abwechselnd wütend oder verzweifelt, engagiert oder hoffnungslos. Tatsächlich gab es gerade zu Beginn der Behandlung einige Tage, an denen mein Mann mich trösten musste und nicht ich ihn.

Damals schämte ich mich für die fehlende Stärke. Rückblickend denke ich aber, dass es manchmal ganz gut war, ihm diese Führung zuzugestehen, denn auch vor der Krebsdiagnose war er derjenige gewesen, der die Verantwortung für unser aller Wohlergehen trug. Es frustrierte ihn zwar einerseits, dass er sich in dieser Aufgabe nun geschwächt sah, es motivierte ihn aber andererseits auch, gesund zu werden, um die Aufgabe wieder voll zu übernehmen.

Unser Alltag war ein anderer geworden, unsere Gefühlslage nicht im Lot und unser Verhalten nach außen nicht immer verständlich. Nach den nun folgenden vielen Terminen für die Chemotherapie, bei denen ich meinen Mann immer begleitete, verließ er das Spital jedes Mal zwar körperlich geschwächt, aber psychisch gestärkt. Er zog Kraft aus den medizinischen Informationen, die er erhielt, und ging davon aus, dass ihm ja geholfen wurde und jeder Chemo-Termin ihn der Gesundheit einen Schritt näher brachte.

Bei mir verhielt es sich ganz anders. Plötzlich schmerzte mal der Rücken, mal der Kopf, brach ein Dauerschnupfen aus oder spielte der Magen verrückt: Ich entwickelte verschiedenste Symptome, die sich bei eingehender Untersuchung allerdings als nichtig erwiesen. Jedes meiner medizinischen Probleme ließ ich vorsorglich abklären: Es wäre denkbar unglücklich gewesen, wenn nun auch noch ich gesundheitlich ausfallen würde. Dennoch plagte mich bei jedem neuen Wehwehchen auch das schlechte Gewissen: Wie konnte ich es nur wagen, meinem eigenen Körper derart Beachtung zu schenken, während es meinem Mann so schlecht ging? Und wie konnte ich die Aufmerksamkeit unseres Arztes in Anspruch nehmen, wenn mir doch offensichtlich gar nichts fehlte?

Die Therapeutin

Mein Name ist Denise Hürlimann. Ich bin Verhaltenstherapeutin und Psychoonkologin. Ich begleite Menschen in psychisch schwierigen Situationen, Menschen mit Diagnosen wie Depression, Angststörung oder einer Suchtproblematik, mit Persönlichkeits- oder Zwangsstörungen. Häufig suchen mich auch Patienten* auf, die eine bestimmte Situation von außen fachlich fundiert reflektiert haben möchten und mit mir durchdenken wollen. Als Psychoonkologin behandle und begleite ich an Krebs Erkrankte und ihre Angehörigen. Eine Krebserkrankung hat oft für alle weitreichende Auswirkungen. Das Fachgebiet der Psychoonkologie bietet den Betroffenen und ihren Angehörigen zielgerichtet Unterstützung bei der Bewältigung der veränderten Lebenssituation, der Unsicherheiten und Ängste. Psychoonkologen kommen entweder nach der Diagnosestellung, im Verlauf einer onkologischen Behandlung oder danach zum Einsatz. Unser Ziel ist es, die Belastungen zu reduzieren und damit die Lebensqualität der Betroffenen zu verbessern.

Mein Handwerkszeug ist dabei die sogenannte kognitive Verhaltenstherapie, eine von verschiedenen Therapierichtungen in der Psychotherapie. Daneben gibt es unter anderem noch die Psychoanalyse, die Gestalt-

---

* Denise Hürlimann betreut Patientinnen und Patienten, und natürlich gibt es auch Therapeutinnen und Ärztinnen, dennoch haben wir uns um der besseren Lesbarkeit willen entschieden, manchmal nur die männliche oder die weibliche Form zu verwenden.

therapie, die Systemtherapie und körperorientierte Therapien. Als Verhaltenstherapeutin gehe ich davon aus, dass die Art und Weise, wie wir Menschen denken und Dinge bewerten, entscheidend dafür ist, wie wir uns fühlen und verhalten. Und dass die im Laufe unseres Lebens gesammelten Erfahrungen einen großen Einfluss darauf haben, was wir von uns und unserem Umfeld erwarten und wie wir Erlebnisse oder die Welt um uns herum bewerten.

Dass eine Krebserkrankung depressiv und ängstlich machen kann, ist mittlerweile hinlänglich bewiesen. Das Erleben der eigenen Versehrtheit, die körperlichen Beschwerden, die Einschränkungen durch die Behandlung, das Getrenntsein von Angehörigen während eines Spitalaufenthalts, die oft auch beruflich ungewisse Zukunft – all das sind Gründe genug für nachhaltige Ängste und Depressionen. Für mich als Psychotherapeutin ist augenfällig, dass die prämorbide Persönlichkeit, also die Persönlichkeit, die man vor Auftreten der Erkrankung bereits hatte, und die Einstellungen und Denkweisen, die man hat, entscheidend sind in dieser von vielen Unsicherheiten geprägten Anfangsphase einer Krebserkrankung. Wenn jemand zum Beispiel Krebs im näheren Umfeld erlebt hat oder zu einer pessimistischen Sichtweise neigt, beeinflusst das die eigene Wahrnehmung und das eigene Denken stark.

Der entdeckte Zusammenhang zwischen einer Krebserkrankung und einer depressiven und ängstlichen Gefühlslage hatte zwischenzeitlich jedoch zu einer aus meiner Sicht sehr unglücklichen Entwicklung geführt: Plötzlich wurde die sogenannte Krebspersönlichkeit propagiert, die besagte, dass ängstliche oder depressive Menschen eher Krebs bekämen. Ein klarer Fehlschluss, wie mittlerweile zahlreiche Studien zeigen! Es sind nicht ängstliche oder negativ eingestellte Menschen, die eher an Krebs erkranken, sondern umgekehrt können Krebskranke nach der Diagnose ängstlich oder depressiv werden. Jahrelang hat man ihnen aufgrund des falschen Gedankengangs Seminare und Literatur verkauft und weisgemacht, sie müssten nur an ihrer Persönlichkeit arbeiten, dann könnten sie einen Rückfall verhindern und hätten erst gar keinen Krebs bekommen. Leider erlebe ich in der Praxis heute noch Krebskranke, die dieses Bild vermittelt bekommen haben.

Mit dieser Krebspersönlichkeit wird angedeutet, dass man die Verantwortung fürs Kranksein wie auch fürs Gesundwerden selbst trägt. Und das ist grundsätzlich gemein. Als Psychologin, so könnte man denken, müsste ich doch einen geschäftsmäßigen Vorteil haben, wenn ich – als Krebsprophylaxe – an der Persönlichkeit meiner Klientel arbeiten könnte. Wir hätten die Praxen voll. Aber ich, und nebenbei bemerkt die Gilde der Wissenschaft, bin überzeugt, dass es keine Krebspersönlichkeit gibt und dass – mit Ausnahme der nachgewiesenen Risikofaktoren wie Rauchen oder eines ungesunden Lebensstils – niemand etwas dafür kann, wenn er oder sie an Krebs erkrankt. Namhafte Forscherinnen und Forscher in der ganzen Welt mit Milliarden an Forschungsgeldern im Rücken können heute nicht erklären, wie Krebs im Einzelfall entsteht. Das zeigt doch, wie komplex die Situation sein muss. Es ist also nicht so, dass man sich nur selber lieben muss, um auf der sicheren Seite zu sein. Ich ermutige meine Patientinnen und Patienten, sich gegen all diese sicher gut gemeinten Ratschläge und Tipps abzugrenzen. Und trotzdem offen zu sein für das Ausprobieren von Hausmitteln, die Erleichterung bringen können, wie zum Beispiel bei Übelkeit Ingwertee zu trinken. Und ja, das ist durchaus eine Gratwanderung.

Oft werde ich gefragt, wo eine psychoonkologische Therapie am sinnvollsten stattfinden sollte: Sucht man besser einen Psychoonkologen in der Klinik auf, in der man onkologisch behandelt wird, oder geht man besser zu einer Therapeutin, die arbeitsplatz- oder wohnungsnah, ambulant arbeitet? Ich finde es sehr wichtig, dass die jeweilige Person ohne großen Zusatzaufwand erreichbar ist. Das spräche eher für Arbeitsplatz- oder Wohnungsnähe. Andererseits sehe ich auch Vorteile in einem Setting an der Klinik, in der man onkologisch behandelt wird. Für manche ist es sinnvoll – beispielsweise wenn sie regelmäßig zur Chemotherapie, Bestrahlung oder Blutkontrolle müssen –, dass sie am gleichen Ort auch psychoonkologisch betreut werden können. Außerdem ist der Informationsfluss zwischen Psychoonkologie und Onkologie dann tendenziell besser, und der Patient kennt die Örtlichkeiten bereits. Andererseits kann es aber auch von Vorteil sein, wenn Psychotherapie und ärztliche Behandlung getrennt sind und man an einen unbelasteten Ort gehen kann. Eine allgemeingültige Empfehlung kann ich nicht aussprechen. Ich selber arbeite an einem onkologischen Zentrum, an einem Kantonsspital und dezentral in einer Praxis und sehe deswegen in beiden Settings Vorteile. Meistens hat der behandelnde Onkologe oder die Fachärztin eine Liste mit einem oder mehreren Namen von Psychoonkologen, die mutmaßlich helfen können. Und wie allgemein in der Psychotherapie ist es auch in der Psychoonkologie wichtig, den Mut zu haben, den Therapeuten zu wechseln, wenn man das Gefühl hat, nicht verstanden oder nicht angemessen begleitet zu werden.

Was unterscheidet nun einen Psychotherapeuten von einem Psychoonkologen? Psychotherapeuten gibt es ärztliche oder psychologische. Nach Abschluss des Psychologie- oder Medizinstudiums durchläuft man eine mehrjährige Weiterbildung mit vielen Praktika in einer Klinik und mit Theorie in Form von Schulungen. Nach Abschluss des Weiterbildungscurriculums ist man Fachärztin oder Fachpsychologe für Psychotherapie. Damit kann man sich dann auf Gebiete wie die Psychoonkologie spezialisieren. Das geschieht wiederum mit Schulungen und Kursen und mit Arbeitseinsätzen im Gebiet der Onkologie. Danach ist man – wie beispielsweise ich – psychoonkologische Psychotherapeutin.

Es gibt noch andere Berufsgruppen, die psychoonkologische Beratung anbieten. Das sind etwa Pflegefachkräfte oder Mitarbeiterinnen von Beratungsstellen, die sich im Rahmen einer Weiterbildung spezialisiert haben. Die erbrachten Leistungen sind zwar nicht krankenkassenanerkannt, aber bei vielen Fragen sind psychoonkologische Berater sehr wertvolle Anlaufstellen. So mache ich beispielsweise sehr gute Erfahrungen mit der Krebsliga. Ich empfehle meinen Patientinnen und Patienten die Kontaktaufnahme auch, wenn sie finanzielle Fragen oder Fragen zum Vorgehen bei Behandlungen haben. Die regionalen Krebsligen bieten auch Kurse oder Gesprächsgruppen an. Allerdings stoße ich bei meinen Patienten häufig auf Abwehr, wenn ich eine Selbsthilfegruppe, Gruppentherapie oder eben eine Gesprächsgruppe vorschlage. Sie befürchten, dass der Kontakt zu Menschen in ähnlichen Situationen sie runterzieht. Das kann ich gut nachvollziehen. Aber ich denke, ein solches Treffen ist einen Versuch wert und könnte interessante Begegnungen mit sich bringen.

Im Umgang mit einer Krebssituation gibt es Fallen, in die man tappen kann. Mein Job als Psychoonkologin ist es, wieder aus den Fallen herauszuhelfen oder zu verhindern, dass man überhaupt hineinläuft. Eine solche Falle sind Internetforen. Natürlich wollen sich Betroffene nach einer Diagnose über Behandlungsoptionen und die Prognose informieren. Sie sollten sich jedoch bewusst sein, dass Internetforen eine Negativauswahl an Erfahrungen und Krankheitsgeschichten präsentieren. Wer eine Krankheit erfolgreich hinter sich gebracht hat und sich wieder positiv dem Leben zuwendet, hat weniger Interesse oder Zeit für das Verfassen von Artikeln in Foren. Wer hingegen Komplikationen hat oder wessen Krankheit einen unglücklichen Verlauf nimmt, der stellt eher einen Bericht ins Netz. Internetforen bieten tendenziell also keinen repräsentativen, objektiven Überblick. Außerdem lassen sich Tumorerkrankungen sehr schwer vergleichen. Brustkrebs ist nicht gleich Brustkrebs. Neben der genauen Lokalisation eines Tumors sind unter anderem auch die Größe und die Histologie entscheidend.

Eine weitere Falle ist der Aktivismus nach der Diagnosestellung. Wer eine Tumordiagnose erhält, will die als begrenzt empfundene Zeit optimal nutzen und möglichst das Richtige und davon viel machen. Ich habe großes Verständnis, wenn jemand die Erfolgsaussichten optimieren oder die Nebenwirkungen einer Behandlung mit alternativmedizinischen Methoden abschwächen will. Gelegentlich wird aber zu viel gleichzeitig versucht. Das kostet Zeit und Geld, schürt Hoffnungen, die enttäuscht werden, und falls sich tatsächlich eine Wirkung zeigt, wissen wir nicht, was denn nun geholfen hat. Viele wollen aber nicht einfach dasitzen und abwarten, ob etwa eine Chemotherapie anschlägt. Aktiv zu werden und das Heft in der Hand zu behalten, ist psychologisch sehr wichtig. Da muss dann jede und jeder selbst ausprobieren, was guttut. Sport wird heute allgemein sehr empfohlen, wobei der Leistungsaspekt keine allzu große Rolle spielen sollte, Bewegung allein – etwa viel spazieren gehen – tut schon gut. Es erhöht die körperliche und geistige Leistungsfähigkeit und stärkt das Immunsystem, was sich bei einer Operation oder Bestrahlung positiv auswirkt. Außerdem empfehle ich einen regelmäßigen Tagesrhythmus. Wer krankgeschrieben ist, riskiert, aus dem Takt zu kommen. Wer nachts nicht gut schläft, schläft vielleicht tagsüber, das aber kann Schwierigkeiten mit sich bringen, denn zahlreiche körperliche Vorgänge unterliegen einem Vierundzwanzig-Stunden-Rhythmus, dem sogenannten zirkadianen Rhythmus. Auch ist es unter dem sozialen Aspekt nicht ratsam tagsüber zu schlafen, denn das begrenzt die Kontaktmöglichkeiten mit dem Umfeld. Zudem ist bewiesen, dass wir mit einem regelmäßigen Rhythmus am besten funktionieren, eine Tatsache, die bei meinen jugendlichen Patientinnen und Patienten meist nicht so gut ankommt. Erwachsene merken dagegen schnell, dass sie wieder mehr Energie haben, wenn sie immer um die gleiche Zeit aufstehen und ins Bett gehen.

Bis die Diagnose aber überhaupt steht, hängen die Betroffenen oft lange in der Luft. Meiner Erfahrung nach sprechen Ärzte höchstens auf explizite Nachfrage von Krebs. Zuerst findet sich entweder aufgrund von Beschwerden oder in einer Routinekontrolle einfach mal anormales Gewebe. Vielleicht wird dann von einem Tumor gesprochen. Aber ein Tumor ist noch kein Krebs. Denn ein Tumor kann gutartig sein, das heißt, er verdrängt zwar umliegendes Gewebe, aber er wandert nicht in andere Organe. Nur wenn ein Tumor bösartig ist, und das ist zu Beginn häufig noch nicht klar, wird von Krebs gesprochen. Leider müssen die Betroffenen häufig sehr viel Geduld aufbringen, bis sie Klarheit über die Diagnose bekommen, und damit ist den schlimmsten Fantasien Tür und Tor geöffnet. Manchmal ist es entlastend, wenn ihnen jemand sagt, dass es »normal« ist, sich nicht »normal« zu fühlen in dieser »unnormalen« Situation.

Oft höre ich mit Erstaunen, wie detailgetreu das Eröffnen einer Diagnose bei den Erkrankten und ihren Angehörigen abgespeichert wird. Dabei bleiben aber nicht unbedingt die Worte, Fakten oder Erklärungen haften, sondern die Umgebungsfaktoren. Das ist irgendwie faszinierend: Viele Leute können mir das Muster der Bluse der Ärztin beschreiben, den Geruch im Untersuchungszimmer, wer links oder rechts von ihnen im Wartezimmer saß. Auch Studien zeigen, dass vom Inhalt eines Arzt-Patienten-Gesprächs erschreckend wenig abgespeichert wird. Das ist anscheinend grundsätzlich so in diesen Gesprächen und gilt umso mehr für die stressige Ausnahmesituation einer Diagnoseeröffnung, ob in der Onkologie oder in anderen Disziplinen der Medizin. In meinen Kommunikationsschulungen für Ärztinnen und Ärzte bitte ich die Teilnehmenden deshalb immer, den Erkrankten eine erklärende Zeichnung, eine Skizze oder etwas Ähnliches mitzugeben. Und auch ich halte mich dazu an, wichtige Informationen in den Therapiesitzungen immer wieder einmal zu wiederholen.

Die abgespeicherten Umgebungsfaktoren holen einen spätestens bei Kontrolluntersuchungen wieder ein. Wer im gleichen Untersuchungszimmer sitzt, spürt meist sofort die zuvor erlebte Panik wieder. Genauso wie es keinen geeigneten Moment für eine Erkrankung wie Krebs gibt, gibt es vermutlich auch nicht den einen richtigen Weg, jemandem diese Diagnose mitzuteilen – dafür sehr viele ungeeignete. Ärzten und Therapeuten muss stets bewusst sein, wie begrenzt die Aufnahmekapazität von uns Menschen in solch einer Situation ist. Und da die Erkrankten zumindest mittelfristig häufig wiederkommen müssen, ist es umso bedauerlicher, wenn sie gleich zu Anfang traumatische Erfahrungen machen.

Gelegentlich werde ich zu Beginn einer Psychotherapie von einem Patienten gefragt, wie und ob ich helfen könne. Leider fällt es mir schwer, diese Frage auf einfache Art und Weise zu beantworten. Ginge es per Rezept, wären die Anforderungen an die Aus- und ständige Weiterbildung in Psychotherapie rascher und einfacher zu erfüllen. Zahlreiche Studien und Hunderte von zusammenfassenden Analysen (sogenannte Metaanalysen) zeigen die deutliche Wirksamkeit dieser Therapieform. Untersuchungen namhafter Forscher zeigen, dass jeder Franken, der in die Psychotherapie investiert wird, zwischen zwei und sechs Franken im Gesundheitswesen einspart.

Natürlich profitieren nicht alle von einer Therapie, es gibt leider immer wieder Fälle, bei denen die Behandlung nicht anschlägt. Zudem gilt auch für die Psychotherapie der Grundsatz, dass das, was wirkt, auch Nebenwirkungen hat. Allerdings lassen sich diese nur schwer systematisch erfassen. Gelegentlich erlebe ich, dass sich Symptome verschlechtern, wenn ein belastendes Thema bearbeitet wird. Oder es kann vorkommen, dass sich – auch eine mögliche Nebenwirkung der Therapie – eine Freundschaft oder Beziehung verändert.

Wie aber funktioniert eine Psychotherapie? Welches sind die sogenannten Wirkfaktoren? In einer Therapie versuchen wir, die Stärken eines Patienten zu mobilisieren (das nennen wir Ressourcenaktivierung), belastende Probleminhalte erfahrbar zu machen (Problemaktualisierung), das Selbstverständnis zu vertiefen (motivationale Klärung) und durch problemspezifische Maßnahmen positive Erfahrungen und damit eine Bewältigung zu ermöglichen. Der wichtigste Wirkfaktor ist aber die Qualität der Beziehung zwischen Therapeut und Patient. Untersuchungen zeigen, dass es keine große Rolle spielt, für welche Therapierichtung man sich entscheidet, denn die Unterschiede in den Effekten sind erstaunlich gering. Es lohnt sich also kaum, auf die Therapierichtung allzu viel Rücksicht zu nehmen: Wichtig ist der Therapeut selbst und die Wechselbeziehung, die man mit ihm hat.

Leider gibt es immer noch sehr viele Menschen, die sich davor scheuen, in eine Psychotherapie zu kommen, da psychische Krankheiten in der

Gesellschaft noch nicht akzeptiert werden. Auch wenn die Situation für Betroffene gesellschaftlich inzwischen besser geworden ist, müssen wir weiterhin um Akzeptanz und eine positivere Wahrnehmung von psychischen Krankheiten kämpfen. Ich höre häufig von Patienten, dass sie ihrem Umfeld verschweigen, therapeutische Hilfe in Anspruch zu nehmen, speziell auch am Arbeitsplatz – vermutlich steckt dahinter die Angst, für das Unternehmen unattraktiv zu werden, denn die Vorgesetzten könnten einen ja für nicht mehr belastbar halten. Dabei ist es doch so, dass, wer eine Therapie macht, gezielt an seiner Belastbarkeit arbeitet und diese vergrößert.

Völlig aus der Balance

Die Diagnose meines Mannes traf mich hart, umso mehr, als ich ohnehin schon mit mir zu kämpfen hatte. Einige Jahre zuvor hatte mir eines Morgens plötzlich die Kraft gefehlt, aufzustehen. Ich lag im Bett, und meine Beine waren schwer wie Blei. In meinem Kopf kreisten unzählige Gedanken, von denen ich keinen einzigen richtig zu fassen bekam. Alles war düster und grau. Dabei musste ich doch funktionieren! Musste aufstehen und meinen Kindern das Frühstück richten! Und im Büro warteten wichtige Arbeiten auf mich! Aber selbst der Versuch, nur ein Bein aus dem Bett zu heben, misslang. Ratlos lag ich im Dunkeln und fragte mich, was los war. Der Wirrwarr in meinem Kopf schaffte mich völlig, ich war irgendeiner unbekannten Kraft ausgeliefert und fühlte mich hilflos – was mich gleichzeitig wütend machte: Hatte ich mein Leben bislang nicht perfekt organisiert!

Bereits in jungen Jahren war ich Philipp, der Liebe meines Lebens, begegnet. Nach einigen Jahren heirateten wir und bekamen 1995 Joshua, unseren ersten Sohn. Für meinen Mann und mich war klar, dass ich trotz meiner guten Ausbildung zur Marketingfachfrau zu Hause bleiben würde, um die Kinder zu versorgen. Philipp wollte – ganz nach klassischem Rollenbild – für das Familieneinkommen sorgen. Irgendwie war uns beiden aber entgangen, dass ich zu viele Ideen und zu viel Ehrgeiz hatte, um nur in den eigenen vier Wänden glücklich zu werden. Ich liebte unser

Baby über alles, aber es zu füttern, ihm beim Schlafen zuzusehen, es spazieren zu fahren, füllte mich nicht aus.

Viele Überlegungen später hatte ich endlich die richtige Idee: Ich würde mich selbständig machen und mein Marketingwissen mit meinem Wissen als Mutter und Hausfrau kombinieren. Kurzerhand gründete ich eine Firma, die sich mit Marktforschung im Bereich Baby und Kleinkind beschäftigte. Ich erforschte die Erfahrungen junger Mütter und gab diese an meinen schnell größer werdenden Stamm an Firmenkunden weiter, sodass diese bedarfsgerecht optimierte Produkte auf den Markt bringen konnten. Meine Kunden waren begeistert, mit jemandem sprechen zu können, der den Markt so gut kannte wie die eigene Wickeltasche. Und ich konnte meine Arbeitstage nun um mein Leben mit dem Baby herum organisieren und fand große Erfüllung darin. Ohne den Druck, viel Geld verdienen zu müssen, baute ich meine Firma langsam auf und kam gleichzeitig meinen familiären Pflichten nach. Jeden Tag entwickelte ich neue Ideen, was es zu importieren oder zu erforschen gäbe, knüpfte Kontakte und fachsimpelte vormittags, um dann nachmittags zum Beispiel mit einer Freundin einen gemütlichen Spaziergang zu machen. Mein Mann unterstützte mich hundertprozentig, und der Plan schien perfekt aufzugehen. Ich konnte meinen Tagesablauf selbst definieren und war niemandem Rede und Antwort schuldig. Auch als Patrik auf die Welt kam, arbeitete ich weiter.

Meinem Wesen entspricht es, immer wieder neue Herausforderungen zu suchen. Repetitive Aufgaben langweilen mich schnell einmal. Ich liebe es und finde es erfüllend, immer andere Projekte zu entwickeln und umzusetzen – und damit Erfolge einzufahren. Damals arbeitete ich mit zwei weiteren Müttern zusammen, denen ich nach und nach immer mehr Aufträge delegieren konnte. Das gab mir die Zeit, neue Ideen zu entwickeln. Ich wollte meine

Leidenschaft fürs Schreiben mehr nutzen und rief einen Text-dienst ins Leben: Egal, ob kommerzielle Website-Texte, Informationsbroschüren, amtliche Schreiben oder sogar Liebesbriefe – im Auftrag von Kunden verfasste ich Texte aller Art. Parallel dazu unterhielt ich gemeinsam mit einer Freundin auf einer großen Webplattform einen Blog rund ums Muttersein. Von der neuen zukunftsweisenden Technik begeistert, begann ich Websites zu erstellen.

Meine Work-Life-Balance begann zu kippen, als ich mit einem ehemaligen Arbeitskollegen ein weiteres Projekt entwickelte: eine Familienmesse, mit einer breiten Waren- und Informationsauswahl für junge Familien und einem vielfältigen Unterhaltungsangebot, einschließlich Freizeitprogrammen, Kinderkonzerten und Fotoshootings. So etwas gab es damals in der Schweiz noch nicht. Etwas mehr als ein Jahr arbeiteten wir mit einer vorher nicht gekannten Intensität. Die Arbeit machte unglaublich viel Spaß. Wir hatten so viele Ideen und waren beinahe schon übermotiviert. Damals war ich schwanger mit meinem dritten Kind. Kaum war Emanuel auf der Welt, legte ich mich wieder voll ins Zeug.

Gut war, dass ich viel von zu Hause aus arbeiten konnte und nur an zwei Tagen pro Woche ins Büro musste. Dann hütete jeweils meine Schwiegermutter die Kinder, und ich fuhr nur kurz nach Hause, um den Kleinen zu stillen. Die Arbeitsbelastung in unserem Team war so hoch, dass immer wieder überforderte Mitarbeiter gingen und durch neue ersetzt werden mussten. Nicht selten dauerte eine Abendsitzung bis in die frühen Morgenstunden. Ich war jedoch mit großer Begeisterung bei der Sache, mir schien, ich könne die Welt aus den Angeln heben. Schon damals neigte ich wohl dazu, mich zu überfordern, konnte aber einfach nicht anders. Und es hat sich gelohnt, die Familienmesse wurde ein großer Erfolg.

Neben der intensiven Arbeit gab es aber noch meine Familie. Ich liebte meine Kinder heiß und innig und wollte nur das Beste für sie. Dazu gehörte auch, ausreichend Zeit für sie und ihre Anliegen zu haben. Bisher hatte ich mit meinen Söhnen immer wieder etwas Spannendes unternehmen können, und ich stand ihnen bei Hausaufgaben und Freizeitaktivitäten zur Seite. Nun aber ließ meine Energie nach. Ohne die Hilfe meiner Schwiegermutter und einer Freundin, bei der die Jungs an den Mittagstisch durften, wäre es nicht gegangen. Ich fühlte mich zunehmend unter Druck, wollte jeder Anforderung gerecht werden, und immer häufiger befiel mich das Gefühl, nicht genug zu tun und nicht gut genug zu sein. Ich sagte mir immer wieder, dass ich es doch mochte, unter Stress zu stehen. Und verdrängte die kleinen Zeichen, die mir signalisieren wollten, dass ich etwas kürzertreten sollte. Egal, ob es die häufigen Kopfschmerzen oder zunehmende Schlafprobleme waren, ich ignorierte sie einfach. Bis zu jenem Tag im Juli 2008, an dem ich bewegungslos im Bett lag und nicht weiterwusste.

Damals gelang es mir nach einiger Zeit zwar, mich so weit zu fassen, dass ich aufstehen und mich um die Kinder kümmern konnte. Aber die folgenden Tage wurden zur Qual. Die Arbeit machte keine Freude, und mir fehlte jegliche Energie. Mein einziger Lichtblick war, dass wir demnächst in die Ferien fahren würden und ich mich dann endlich ausruhen könnte. Es kam jedoch anders. An dem Morgen, an dem wir abreisen wollten, saß ich mit Weinkrämpfen zu Hause am Boden und blickte in die verständnislosen Gesichter meiner Familie. Es ging gar nichts mehr. Mein Mann rief kurzerhand einen uns bekannten Psychiater an, der mich umgehend sehen wollte. Bei ihm in der Praxis stellte sich schnell heraus, dass ich nicht reisefähig war. Das durfte doch nicht wahr sein! Ein Nervenzusammenbruch sollte meine Erholung verunmöglichen?

Der Psychiater diagnostizierte eine Erschöpfungsdepression und erklärte mir einfühlsam, dass es höchste Zeit sei, etwas zu tun. Ich hatte meine eigenen Belastungsgrenzen immer weiter ausgedehnt, ohne zu merken, dass ich irgendwann überzogen hatte. Medikamente waren angesagt sowie eine Gesprächstherapie. Brav machte ich mich einmal pro Woche auf den Weg zu meinem Therapeuten und schluckte fortan ein Antidepressivum. Dabei hatte ich großes Glück, denn nach nur zwei Fehlversuchen fand sich das richtige Medikament, das bei mir keine Nebenwirkungen zeigte. Und ich hatte wohl auch Glück, dass irgendetwas in mir gerade noch rechtzeitig die Reißleine gezogen hatte. Damals glitt ich nicht in eine Dauerdepression, sondern hatte auch gute Stunden und Tage. In den schlechten aber sah die Welt für mich nur düster aus, und ich wollte mich am liebsten verkriechen. Dann sah ich in allem, was mir begegnete, nur das Negative. An solchen Tagen konnte ich keinerlei Termine wahrnehmen, ich fühlte mich von jeder Verpflichtung überfordert, mochte ich diese zum Zeitpunkt der Vereinbarung noch so toll gefunden haben.

Dank der Hilfe meines Psychiaters gelang es mir jedoch, immer wieder auch auf die andere Seite des Zauns zu blicken, dorthin, wo mir durchaus Gutes widerfuhr, und er lenkte meinen Blick auf Erfolge und die Dinge, die mir wichtig waren. Ganz vorne stand dabei die Familie. Sie war zu dieser Zeit immer da für mich, obwohl meine Stimmungsschwankungen unberechenbar waren und meinen Söhnen wohl nicht immer klar war, weshalb Mami ganz schlecht drauf und dann plötzlich wieder vergnügt war. Immer wieder zwang mich mein Mann zu einer Ausfahrt oder einem Spaziergang, um mich aus meinem Stimmungstief zu ziehen. Geduldig entführte er mich aus meiner Unterwelt und zeigte sich unglaublich verständnisvoll gegenüber meinem dauernden Auf und Ab.

Er war es auch, der mich damals ermutigte, meine Vorbehalte gegenüber psychologischer Hilfe über Bord zu werfen. Ich hatte es für mein persönliches Versagen gehalten, überhaupt in dieses Tief hineingeraten zu sein, und zudem Angst, als verrückt zu gelten, wenn ich eine Therapie machte. Mit anderen darüber sprechen wollte ich schon gar nicht, womöglich hieße es dann plötzlich, ich hätte einen Knall. Doch dank seiner Unterstützung und vielen Gesprächen über den möglichen Nutzen einer Therapie konnte ich mich schließlich doch darauf einlassen.

Als der Psychiater damals die Diagnose stellte, sprach er übrigens zuerst von einem Burn-out. Dieser Begriff hatte für mich aber einen Beigeschmack. Zu oft hatte ich ihn in Zusammenhang mit irgendwelchen Promis gelesen und fühlte mich deshalb mit dieser Diagnose nicht ernst genommen und dachte, mein Problem würde nicht erkannt. Ich erklärte dem Psychiater, dass ich ganz bestimmt kein Burn-out hätte. Er merkte wohl schnell, dass mich einfach der Begriff störte, und änderte die Diagnose in Erschöpfungsdepression. Depression. Okay. Ich war erleichtert, weil das Kind nun einen Namen hatte. Und man konnte dagegen angehen – das war für mich der wirklich wichtige Teil unseres Gesprächs. Danach erwischte ich mich aber dabei, dass ich weder den Begriff Burn-out in den Mund nahm noch von einer Depression sprach. Auch nicht gegenüber meiner Familie. Stattdessen erklärte ich, dass ich »irgendwie« gestresst sei …

Tatsächlich tat mir die Gesprächstherapie gut, meine Psyche pendelte sich im Laufe der Zeit wieder etwas ein. Ich lernte, besser auf Signale zu achten, die eine zu hohe Stressbelastung anzeigten. Und begriff, dass ich auch beruflich in ruhigere Bahnen wechseln musste. Also stieg ich in die Firma meines Mannes mit ein, einen technischen Handelsbetrieb mit einem guten Dutzend Mitarbeitern, und übernahm dort das Marketing, die EDV, die Qualitätssicherung, einzelne Geschäftsführungsaufgaben und die Mitarbeiterführung. Obwohl mir die Artikel, die wir handeln, wenig sagten, machte mir die Arbeit viel Spaß. Auch hier konnte ich recht selbständig arbeiten, meine Ideen einbringen und – was für mich immer sehr wichtig war – zeitlich flexibel großteils von zu Hause aus arbeiten. Zum Glück harmonierten Philipp und ich gut genug, um im gleichen Betrieb arbeiten zu können. Unsere Aufgabentrennung war so klar, dass wir kaum je Diskussionen führen mussten. So kam es, dass ich mich plötzlich mit Kugellagern, Dichtungen und Keilriemen beschäftigte und dank sehr klaren Arbeitsstrukturen nach und nach ruhiger wurde.

Als mein Psychiater zwei Jahre später seine Praxis aufgab, überlegte ich mir sogar, ob ich überhaupt weiterhin eine Therapie brauchte. Ich sah aber ein, dass dies durchaus noch sinnvoll war. Ich wollte noch mehr Sicherheit darin gewinnen, meinen eigenen Ansprüchen zu genügen, ohne dabei gestresst zu werden. Und leider waren sie auch immer noch da, die Momente, in denen mir alles über den Kopf zu wachsen schien. Außerdem plagten mich immer wieder Panikattacken, die mir in lichten Momenten unnötig schienen, mich aber jeweils umhauten. Die jahrelang aufgebauten Stressfaktoren waren wohl nicht so einfach loszuwerden, und mein Kopf funktionierte noch zu oft nicht so, wie ich es wollte. Also wechselte ich zu einem anderen Psychiater, merkte aber bald, dass dieser Arzt und ich leider nicht auf der gleichen Wellenlänge waren. Ich selbst bin ein sehr ordnungsliebender Mensch und werde leicht nervös, wenn ich in ein Büro komme, in dem absolutes Chaos herrscht. Bei meinem neuen Arzt lagen überall Patientenakten herum. Sein Pult war kaum mehr sichtbar, so überladen war es. Er selbst wirkte stets leicht verwirrt und überraschte mich dadurch, dass er während unserer Gespräche keinerlei Notizen machte. Es ging eine Weile, bis ich feststellte, dass er auch regelmäßig vergaß, was wir besprochen hatten. Nach einigen Monaten hielt ich es nicht mehr aus und ging.

Da Psychiater in der Schweiz nicht dicht gesät sind, war es schwer, einen neuen zu finden. So wartete ich erst einmal ein paar Wochen ab, fühlte mich aber nicht sehr gut dabei. Mein Hausarzt verschrieb mir die nötigen Medikamente, wies mich aber darauf hin, dass ich wieder irgendwoher Hilfe bekommen müsste. Mein Leben glich weiterhin einer Achterbahnfahrt, die mir nur selten richtigen Spaß bot. Wenn ich unterwegs zu neuen Höhenflügen war, fürchtete ich im gleichen Moment schon den Absturz. Immerhin hatten mich die Gespräche mit meinen Therapeuten auf den richtigen Weg gebracht, und die Medikamente taten ihr Übriges.

Mein Familienleben verlief zu jener Zeit sehr harmonisch, und ich war stolz auf meine Jungs, die kaum Probleme machten. Joshua studierte nun Wirtschaft an der Universität in St. Gallen. Er schaffte es immer, mit möglichst wenig Arbeit das beste Resultat herauszuholen, und ist bis heute ein echtes Glückskind, wenn es darum geht, beruflich vorwärtszukommen. Nach einer kaufmännischen Lehre hatte er die Matura nachgeholt und sich zum Studium entschlossen. Auch sein Bruder Patrik machte gerade eine kaufmännische Ausbildung. Er musste allerdings viel mehr lernen für seine Resultate, die trotzdem nicht annähernd so gut ausfielen wie die seines Bruders. Seine Stärken lagen in einer sehr hohen Sozialkompetenz, die dazu führte, dass jeder ihn mochte und er stets sehr positiv unterwegs war. Emanuel, der noch in die Primarschule ging, war ebenfalls immer guter Dinge. Selbst ich war zuversichtlich und glaubte, dass ich mit dem gelegentlichen Durcheinander in meinem Kopf schon bald fertigwerden würde.

Doch dann kam die Diagnose Krebs, und ich verlor völlig die Fassung. Diese Diagnose reißt einem den Boden unter den Füßen weg. Glaubt man im ersten Moment, sich verhört zu haben, wird einem schon im nächsten bewusst, dass nun nichts mehr sein wird, wie es war. Der gerade erst zum Krebspatienten Erklärte hadert mit seinem Schicksal und ist psychisch wie physisch zahlreichen Prozeduren ausgesetzt, die er am liebsten gar nie kennen gelernt hätte. Ich konnte noch nicht einmal erahnen, was in einem Menschen vor sich geht, wenn er dieses Urteil hört. Schon gar nicht, wenn es so ganz ohne Vorwarnung geschieht. Mein Mann, der stets gesund gewesen war, hatte plötzlich Magenkrebs im Stadium drei, was bedeutet, dass der Tumor bereits gefährlich weit fortgeschritten war.

Jahrelang hatte ich versucht, mit meinen Gefühlsschwankungen zurechtzukommen. Angesichts der Krebserkrankung meines Mannes war mir nun eigentlich nur das eine klar: Allein konnte ich es nicht. Eine gute Freundin riet mir, Hilfe zu holen und mich einmal bei den Psychologen umzusehen. Nach zwei Monaten fand ich dann auf einen Tipp meines Gynäkologen hin eine Psychologin, deren Lebenslauf im Internet sich sehr ansprechend las und die spezialisiert auf Psychoonkologie war. Zudem hatte sie selbst Familie, würde also bestimmt einiges verstehen, was um mich herum passierte. In einer kurzen Mail erklärte ich ihr meine Situation und bat um Hilfe. Ich musste nicht lange warten, bis sie mich zu einem ersten Gespräch einlud.

Kontaktaufnahme

Ich verließ das stickige Krankenzimmer unseres Kantonsspitals. Nachdem ich mich durch die wartenden Angehörigen auf dem Korridor geschlängelt hatte, checkte ich mein Handy auf Anrufe und neue Mails. Ich wurde nämlich in fünfzehn Minuten in meiner Praxis erwartet und konnte nur hoffen, dass der Verkehr wohlwollend war. Der Spitallift fuhr mich nach unten und brachte mich mit jedem Stock dem normalen Leben wieder näher. Dabei las ich die Mail einer Frau, Mirjam Indermaur, die auf meiner Homepage das Kontaktformular ausgefüllt hatte und mich um einen Termin bat. Für mich ist das ein sehr effizienter Weg der Kontaktaufnahme. Ich kann mich melden, wenn ich grad mal fünf Minuten Zeit habe, denn während der Therapiestunden nehme ich keine Telefongespräche entgegen.

Als Erstes wurden mir in der Mail die Absenderangaben von Frau Indermaur aufgelistet, und ich sah ihren Wohnort. Das lag doch neben Affoltern, einem regelrechten Psychiater-Nest. Wieso kam sie wohl auf mich? Wollte sie den ÖV-untauglichen Weg an den Ort meiner Praxis wirklich auf sich nehmen? Frau Indermaur schaffte es, mir ihre Situation in sechs Zeilen zu schildern. Mich beeindruckt es, wenn jemand seine (komplexe) Situation so darlegen kann, dass bei mir Interesse geweckt wird, dabei aber nicht so viel schreibt, dass ich den Eindruck erhalte, ich müsse mir das alles merken und auswendig lernen, um als Gesprächspartnerin kompetent rüberzukommen. Diese Mirjam Indermaur erzählte mir kurz und klar von einer Erschöpfungssituation und ihrem Ehemann, der eine Krebserkrankung habe.

Als Psychoonkologin liegen mir Angehörige von Erkrankten besonders am Herzen. Deren Situation wird häufig unterschätzt. Sie selbst sind ja nicht eigentlich krank und müssen funktionieren, um den Kranken zu pflegen, sind gleichzeitig mit seiner enormen Bedürftigkeit konfrontiert, fühlen sich hilf- und machtlos und müssen sein Leiden mit erdulden. Zudem ist die Unsicherheit über den Umgang mit der Krankheit sehr belastend. Die Pflege zu übernehmen und zeitlich unflexibel zu sein, sind weitere Belastungsfaktoren. Manchmal müssen Angehörige Aufgaben übernehmen, die sie bisher nicht gemacht haben, Kochen, die Kinder versorgen etwa oder die Rechnungen bezahlen. Gelegentlich kommt es zu regelrechten Rollenkonflikten deswegen. Aus Studien wissen wir, dass diese Belastungssituation bei Angehörigen psychosomatische Störungen auslösen kann. Und diese Angehörigen lassen sich natürlich erst mal nicht behandeln, sie müssen ja stark und für den Kranken da sein. Ich konnte mir also gut vorstellen, dass Frau Indermaurs Situation herausfordernd war.

Sie schrieb weiter, dass ein Arzt ihr meinen Namen genannt habe und dass sie mit ihrem früheren Psychiater nicht »happy« gewesen sei. Ist es einfacher, mit Menschen zu arbeiten, die bereits in psychotherapeutischer Behandlung waren? Einerseits wissen diese Menschen eher, was sie erwarten können, und die Formulierung der Therapieziele fällt ihnen tendenziell leichter. Außerdem haben sie gelegentlich eine Vorarbeit geleistet, auf der man aufbauen kann. Andererseits gibt es meistens einen Grund, weshalb die Therapeutin, der Therapeut gewechselt wurde. Im Erstgespräch kläre ich jeweils, ob jemand noch anderswo in Behandlung ist. Parallele Psychotherapien werden nicht empfohlen. Es kostet die Patienten Zeit und Geld und kann sich außerdem kontraproduktiv auswirken. Der eine Therapeut glaubt vielleicht, zuerst an der Stabilisierung des Patienten arbeiten zu müssen, die andere möchte mit der Konfrontation einer Problemsituation beginnen. Der Spruch »Zwei Ärzte drei Meinungen« könnte auch bei meiner Berufsgattung gelegentlich zutreffen.

Frau Indermaur brachte mich bei der Klärung dieser Frage zum Lachen: Ihr Psychiater habe ihr geraten, sie solle öfter mit ihrem Hund spazieren gehen, wenn sie in einer depressiven Phase sei. Sie habe ihn dann daran erinnert, dass der Hund vor einiger Zeit verstorben sei, und in dem Moment gewusst, dass sie den Psychiater wechseln sollte. Frau Indermaur hat eine so bildhafte und zugleich trockene Art, Dinge zu erzählen, dass ich mir das Lachen nicht verkniff. Und sie nahm es nicht übel, im Gegenteil, es schuf eher Nähe zwischen uns.

Tränen ohne Ende

Zögerlich fuhr ich vor das Ärztehaus in Cham und parkte meinen Wagen. Mir war klar, dass es für mich wichtig war, hierherzukommen. Gleichzeitig beunruhigte mich, was mich wohl erwartete. In geübter Manier versuchte ich, selbstsicher aufzutreten, und stieg beherzt in den Lift, als noch eine weitere Person dazukam. Nur kurz hatte ich Blickkontakt mit der schwungvollen, energisch wirkenden Frau, die etwas jünger als ich zu sein schien. Ich konzentrierte mich darauf, ruhig zu atmen, und vergaß sie während unserer Fahrt nach oben völlig. Gedankenverloren betrat ich die Praxis, meldete mich an und wurde gebeten, kurz im Wartezimmer Platz zu nehmen. Nach wenigen Augenblicken kam die Therapeutin auf mich zu und streckte mir ihre Hand zur Begrüßung entgegen – es war die Frau aus dem Lift. Ich erinnere mich, dass ihre freundlichen Augen und ein breites Lächeln mich gleich ein wenig beruhigten. Weniger beruhigend war die Tatsache, dass sie eine Lederhose trug. Dieses Kleidungsstück irritierte mich völlig. War es denn noch zeitgemäß, eine solche Hose zu tragen, zumal dafür ein Tier sterben musste? (Die Hose war aus Kunstleder, wie ich später erfuhr.) Immerhin lenkten mich diese Gedanken etwas von meiner Nervosität ab. Frau Hürlimann, meine neue Psychologin, war eine attraktive, groß gewachsene Frau mit einer starken Ausstrahlung, und ja, sie konnte diese Hose definitiv gut tragen.

Unsere erste Gesprächsstunde war rasch gefüllt. Schließlich galt es, erst einmal zu definieren, wo genau mein Problem lag. Vielleicht ist es der schwerste Teil einer Gesprächstherapie überhaupt: selbst zu wissen, was falsch läuft. Bei mir waren es körperliche Symptome, die mir zeigten, dass ich nicht auf der richtigen Spur war. Seit der Diagnose hatte ich immer wieder mit Übelkeit zu kämpfen, und meine Stimmungsschwankungen reichten wieder von himmelhoch jauchzend bis zu Tode betrübt. Dabei hatte ich doch ein ausgefülltes und glückliches Leben ohne finanzielle Sorgen. Wir waren Eigentümer eines gut laufenden kleinen Handelsbetriebs, hatten drei tolle Söhne, die empathisch, intelligent und offen waren, wenn auch nicht jeder alles in gleichem Maß. Allerdings hatte ich nun auch einen todkranken Mann an meiner Seite, der für mich das Leben bedeutete. Seine Krebserkrankung hatte zahlreiche Ängste in mir ausgelöst, denen ich nicht zu begegnen wusste.

Wirklich greifbar und nachvollziehbar waren für mich damals nur meine Sorgen rund um diese Erkrankung. Gleichzeitig ahnte ich aber, dass da noch viel mehr unter der Oberfläche schlummerte, das endlich einmal hervorgeholt und verdaut werden sollte, damit ich es schaffen könnte, ein etwas ausgeglicheneres Leben zu führen. Deshalb kam ich in die Therapie. Ob ich mit der Hilfe von Frau Hürlimann diesem Ziel etwas näher kommen würde?

Schon wenige Tage nach unserem Kennenlerntermin saß ich wieder in ihrem Besprechungszimmer. Es war ein guter Tag. Zum ersten Mal seit zwei Wochen hatte ich mich frühmorgens nicht übergeben müssen, sodass ich etwas gelassener in den Tag starten konnte. Unterwegs hatte ich überlegt, was wir wohl besprechen würden. Am meisten fürchtete ich die Frage »Wie geht es Ihnen?«. Darauf antwortete ich in der Regel mit einem gezwungen fröhlichen »Danke, gut«. Bei Frau Hürlimann musste ich ehrlich sein, schließlich erhoffte ich mir etwas von der Therapie. Und gegenüber einer Fachfrau durfte ich ja wohl auch vollkommen offen sein, ohne befürchten zu müssen, dass sie meine Aussagen in irgendeiner Weise wertete. Vielleicht war dies momentan sogar der einzige Ort, wo ich hemmungslos sagen konnte, was ich dachte und fühlte.

Ich erzählte Frau Hürlimann von meinen aktuellen Magenbeschwerden, von der morgendlichen Übelkeit, dem Sodbrennen und einem generellen Unwohlsein. Zudem hatte ich Blut im Stuhl (eine Untersuchung später ergab keinen Befund). Eigentlich verwunderten mich all diese Beschwerden nicht wirklich. Denn, man glaubt es kaum, mein Mann und ich lebten in einer Art Symbiose, die es mit sich brachte, dass wir tatsächlich manchmal an den gleichen Symptomen litten. Vielleicht war dies ja auch nur so ein Fall?

Viel wahrscheinlicher schien mir aber, dass mein Körper auf meine Psyche reagierte. Anlass dazu gab es genug. Denn kaum saß ich im Behandlungszimmer, schluchzte ich schon mein Elend heraus. Ich weinte, weil mein Mann Philipp, der nun bald die dritte Chemo-Runde beendet haben würde, immer schwächer wirkte. Ich weinte, weil ich mich manchmal bereits als Witwe sah. Ich weinte, weil mein Mann sich gleich auf die nächste Chemotherapie einließ, nur damit wir anschließend alle gemeinsam in die Sommerferien fahren konnten. Ich weinte, weil ich im Internet gelesen hatte, dass die Überlebenschance bei dieser Art Krebs gering sei. Ich weinte, weil die Schulpsychologin meinen Jüngsten verängstigt hatte mit der Aussage, dass Krebs »halt schon sehr schlimm« sei. Ich weinte, weil mein Sohn Patrik eine Gürtelrose entwickelt hatte, die ziemlich sicher auch eine psychische Ursache hatte. Ich wusste kaum wohin mit all meinen Tränen. Zu Hause wollte ich stark sein und versuchte, positiv zu wirken, obwohl ich wusste, dass mein Mann mich durchschaute. Ich gab mir alle Mühe, unseren Familienalltag in normalen Bahnen zu halten, während ich meinen Mann zu allen möglichen und unmöglichen Arztterminen und immer wieder ins Spital begleitete. Mir kam es manchmal vor, als hetzte ich nur noch von Termin zu Termin und fände gar keine mehr Zeit, einmal innezuhalten. Mich selbst stellte ich nach Möglichkeit hintenan. Einerseits weil mir die Energie fehlte, irgendetwas für mich zu tun, andererseits weil ich mich nach wie vor irgendwie schuldig fühlte, wenn ich über Übelkeit klagte, wo es meinem Mann doch so schlecht ging.

Frau Hürlimann lieh mir an diesem Tag ihr Ohr, stellte die richtigen Fragen und ließ Antworten auch einfach mal im Raum stehen. Bereits bei diesem zweiten Treffen stellte ich fest, dass sie für mich eine sehr angenehme Gesprächspartnerin war. Obwohl ich mich ein bisschen schämte, vor ihr zu weinen, spürte ich doch, dass es okay war. Ich konnte es zulassen, Schwäche zu zeigen, und sah ein, dass ich im Moment gar nicht die Antwort auf alle Fragen zu unserer Zukunft kennen musste. Sie gab mir die Aufgabe mit auf den Weg, mich selbst aufzubauen, damit ich genug Kraft hatte für den gemeinsamen Kampf gegen den Krebs. Als ich an diesem Tag die Praxis verließ, war ich erleichtert, weil ich spürte, dass ich Hilfe bekommen würde. Gleichzeitig gesellte sich aber auch die bange Frage dazu, wie in aller Welt ich es schaffen sollte, mich selbst halbwegs ins Lot zu bringen.

Psyche und Körper

Einen ersten Schwerpunkt der Therapie bildeten die körperlichen Symptome von Frau Indermaur. Wenn jemand mit körperlichen Symptomen auf psychische Belastungen reagiert, werte ich das häufig als Chance. Viele Menschen haben ein Frühwarnsystem für psychischen Stress, indem sie dann beispielsweise Halsschmerzen bekommen, ein saures Aufstoßen beginnt oder sie schlecht schlafen. Im Laufe einer Therapie, wenn die Patientin, der Patient stabil ist, analysiere ich jeweils, wie sich diese Symptome zu Beginn gezeigt haben. Dabei fallen häufig Muster auf, dass jemand zum Beispiel immer wieder in den gleichen Organsystemen Beschwerden hat, die mit abnehmendem psychischem Druck wieder bessern.

Häufig treffe ich aber auch auf irgendwelche fantasievollen Interpretationen, was es bedeutet, dass die Beschwerden auf dieser oder auf der anderen Körperseite, an dieser oder einer anderen Stelle auftreten. Davon halte ich nicht sehr viel. Die Gefahr ist groß, im Gießkannenprinzip Interpretationen und damit (Vor-)Verurteilungen zu produzieren. Viele meiner Patienten stoßen im privaten Umfeld auf solche Hobbypsychologen, die genau zu wissen glauben, dass sich hinter Halsschmerzen ein Mutterkonflikt verbirgt, hinter Ohrenschmerzen, dass einen der Partner nicht ernst genug nimmt. Unsere Disziplin funktioniert nicht so kochbuchartig, jedenfalls hätte ich das noch nicht bemerkt. Wichtig scheint mir allein, dass jemand seine Schwachstellen kennt und realisiert, wann sie Anzeichen einer psychischen Belastung sind. Um diese Frühwarnbeschwerden zu wissen, ist sehr wertvoll. Es erlaubt geübten Patienten das schnelle

Reagieren auf psychisch unliebsame Situationen. Die eine sucht sich dann Entlastung in Gesprächen, der andere tritt etwa bei Hobbys oder Aktivitäten im Verein kürzer.

Die körperlichen Beschwerden von Frau Indermaur standen also zunächst im Zentrum unserer Gespräche. Ich versuchte zu verstehen, wann und wie die Symptome sich zeigten. Dabei ist ganz wichtig, diese nicht sofort als psychosomatisch, also psychisch bedingt, zu werten, weil sonst die Gefahr besteht, dass rein körperliche Beschwerden übersehen werden. Obwohl Frau Indermaur in einer offensichtlichen Belastungssituation wegen ihres krebskranken Mannes steckte und von einem Zusammenbruch von vor fünf Jahren berichtete, durfte das nicht dazu führen, die jetzigen Beschwerden ganz selbstverständlich als psychosomatisch zu definieren. In einer solchen Situation müssen körperliche Ursachen unbedingt ausgeschlossen werden. Bei einem Patienten mit depressivem Zustandsbild ist es wichtig, dass die Speicherwerte im Blut – etwa Eisen, Vitamine wie B12, Folsäure oder D3 – und die Schilddrüsenwerte getestet werden. Wenn ich jemanden mit Eisenmangel auf Depressionen behandeln würde, wäre dies ein Kunstfehler. Ich erlebe aber auch immer wieder Patienten, die sich bei psychischem Leidensdruck nicht vom Hausarzt untersuchen lassen wollen. Die meisten wären wohl lieber körperlich als psychisch krank, wenn es »nur« um einen Vitaminmangel geht. Aber so wie es Menschen gibt, die nicht akzeptieren, dass ihre körperlichen Beschwerden psychisch ausgelöst sein könnten, gibt es Menschen, die nicht akzeptieren, dass ihre Beschwerden organische Ursachen haben.

Häufig bin ich in dieser Phase in regelmäßigem Kontakt mit dem Hausarzt, außer der Patient wünscht dies nicht. Bei Frau Indermaur war ich sehr gespannt auf die Ergebnisse der Abklärungen. Als diese glücklicherweise keinen organischen Befund zeigten, konnten wir an der Belastungssituation arbeiten. Zunächst versuchten wir gemeinsam, die Therapieziele auszuformulieren. Es ging, bildlich gesprochen, darum, der Erschöpfungsdepression den Nährboden zu entziehen. Das Ziel war also, Frau Indermaur darin zu unterstützen, dass sie mit der Krankheit ihres Mannes und den Folgen sowie mit ihren eigenen depressiven Anteilen umgehen konnte. Dazu musste ihre Lebensqualität optimiert werden. Weil ihr Mann krank war, achtete Frau Indermaur nicht auf ihre eigenen Bedürfnisse und verbat sich jeden Genuss. Aber genau in dieser Situation war es wichtig, dass sie sich wieder aufbaute und kräftigte, um ihren Mann und die ganze Familie gut begleiten zu können.

Manchmal hilft es, von außen die Erlaubnis zu erhalten, wieder vermehrt zu sich selber schauen zu dürfen oder auch zu müssen. Genau darauf hoffte ich jetzt bei Frau Indermaur. Es ging uns also darum, ihre Ressourcen zu aktivieren.

Tu dir Gutes …

Meine Aufgabe war klar: Ich sollte mich aufbauen, mir Gutes tun. Herauszufinden, was das »Gute« war, gestaltete sich dann aber doch etwas schwieriger. Irgendwie fehlte mir die Energie, Neues anzupacken. Also beschloss ich, mich zunächst an das Bewährte zu halten. Ich vereinbarte einen Massagetermin, der nicht nur meinem Rücken, sondern auch gleich meiner Seele guttun würde.

Meine Masseuse ist ein sehr positiver Mensch, der viel zu erzählen weiß. Sie versteht es, nicht nur Verspannungen in meinem Körper zu lösen, sondern auch mein Hirn in Bewegung zu versetzen. Während unserer regelmäßigen Termine sprechen wir über Gott und die Welt, und ich gehe stets mit Freude zu ihr, denn ich habe in jeder einzelnen Massagestunde auch neue Erkenntnisse gewonnen. Mit festem Druck ging sie nun gegen meine Rückenschmerzen an, und ich spürte die Anspannung in meinen Schultern weichen. Während der Behandlung wurde mir plötzlich klar, dass ich die Kommunikation mit Menschen, die in keiner Notlage steckten, vermisste. Kurzerhand vereinbarte ich ein Nachtessen mit einer guten Freundin. Der Versuch war von mäßigem Erfolg. Unser Gespräch kreiste dauernd um den Krebs, und wir wussten beide nicht, wie wir dem Thema entkommen konnten.

Das war einer der Gründe, weshalb ich in den drei Monaten seit der Diagnose den Kontakt zu vielen Menschen abgebrochen hatte. Ich wusste, dass dies nicht optimal für mich war, aber nicht, wie ich das ändern könnte. Ich wollte nicht dauernd über die bedrohliche Krankheit sprechen, die jetzt zu unserem Alltag gehörte, während mein Umfeld vermutlich dachte, man müsse dieses Thema ansprechen, um mir zu signalisieren: Ihr seid nicht allein. Aber ganz ehrlich: In solchen Momenten *ist* man sehr allein. Da mögen noch so viele Menschen Hilfe anbieten.

Zudem wollte ich meine teilweise wirren Gedanken und Ängste mit niemandem teilen. Die Schwester meines Mannes war vor einigen Jahren schwer erkrankt und mittlerweile lungentransplantiert, auch meine Schwiegermutter hatte eine Krebserkrankung hinter sich, und meine Mutter litt ebenfalls unter gesundheitlichen Problemen. Diese Menschen konnte ich nicht noch weiter belasten, und ich hielt sie, offen gesagt, in der gegenwärtigen Situation auch nicht für die geeigneten Gesprächspartnerinnen. Und meine Freunde, dachte ich, würden kaum verstehen, weshalb ich dauernd den Tränen nah war – ich konnte es mir ja selbst nicht erklären. Ich war zu dieser Zeit unglaublich emotional und hatte so nah am Wasser gebaut, dass selbst bei Kleinigkeiten Tränen flossen, egal, ob es sich um etwas Erfreuliches oder etwas Trauriges handelte.

Allerdings gab es auch positive Erlebnisse. Da waren zum Beispiel der Freund meines Mannes und dessen Partnerin. Als ich bei ihnen ein »Zaubermittelchen« gegen Philipps Halsschmerzen abholte, geschah etwas für mich sehr Unübliches: Obwohl wir uns bis dahin nicht sehr nahe waren, redete ich mir plötzlich meinen ganzen Frust und Schmerz von der Seele. Und die beiden hörten ganz einfach zu. Es gab keine Tipps, keine Bewertungen, nur ein paar Fragen, sonst nichts. Wie gut das tat! Ich fühlte mich richtig befreit. Und da war die ehemalige Bekannte, die in dem Spital arbeitete, in dem mein Mann behandelt wurde. Sie hatte von unserer Situation gehört und nahm nun wieder Kontakt auf. Auch sie gehörte zu den Menschen, die es verstanden, das Richtige zu sagen oder eben auch mal gar nichts. Grundsätzlich aber wusste ich nicht so recht, was ich mit meinen Freundinnen und Bekannten denn nun anfangen sollte, und wollte mich auf keinen Fall auf irgendwelche Verpflichtungen einlassen oder gar in Abhängigkeiten begeben. Auf der einen Seite wünschte ich mir verzweifelt Unterstützung, auf der anderen Seite blockte ich diese sofort ab, wenn es um Emotionen ging.

Damals kreisten meine Gedanken viel zu häufig um die Frage, ob ich demnächst wohl Witwe sein würde, und falls ja, wie und ob ich dann weiterleben wollte. Wie hätte ich solche Überlegungen jemandem erzählen können? Dafür ging ich ja nun zur Psychologin. Und so gesehen tat ich mir auch Gutes, wenn ich Frau Hürlimann aufsuchte. Wie froh war ich über ihre Hilfe! Bei ihr konnte ich loslassen und auch Sachen sagen, die »man« sonst nicht einmal denkt. Sie erklärte mir Reaktionen meines Mannes und meines Umfelds und war da, wenn ich jemanden brauchte, der vorurteilsfrei zuhörte und keine Schuldzuweisungen oder unbrauchbaren Ratschläge erteilte. Aufgrund ihrer Erfahrung schien sie so einiges über das Gefühlschaos zu wissen, in dem Angehörige von schwer Erkrankten stecken. Weder meine Ängste noch meine Wut noch mein gelegentlich empört auflodernder Egoismus waren ihr fremd, und sie gab mir wertvolle Tipps, wie ich mich selbst »vom Boden auflesen« konnte, sodass ich wieder für meinen kranken Mann da sein konnte.

Philipp ging es momentan nicht gut. Die Chemo-Medikamente führten zu Stimmungsschwankungen, was ihn manchmal depressiv und ab und zu auch aggressiv werden ließ. Seine Laune wurde auch nicht wirklich besser dadurch, dass er versuchte, mit dem Rauchen aufzuhören. Ihm war klar, dass er vor der geplanten Operation im Spätsommer, bei der ihm der Magen entfernt werden würde, rauchfrei sein sollte. Nach fast dreißig Raucher-Jahren war das aber alles andere als einfach. Zudem klagte er über Schmerzen in der Schulter. Der feste Zugang, den man ihm dort für eine vereinfachte Zufuhr der Medikamente für die Chemotherapie gelegt hatte, tat weh. Und seine Kräfte ließen nach, sodass er nicht mehr arbeiten konnte. Ich übernahm einige Arbeiten meines Mannes, was möglich war, weil wir das Unternehmen bis dahin recht eng miteinander geführt hatten und ich somit wusste, was zu tun war. Er sagte mir immer wieder, wie stolz er deshalb auf mich sei. Aus meiner Sicht hatte ich damit aber nun eine weitere Aufgabe übernommen, die ich für meine Ansprüche vermutlich nicht gut genug bewältigen würde.

Um als Paar ein wenig Zeit nur für uns zu haben, buchte ich uns kurz entschlossen drei Tage in einem Hotel – ganz für uns allein. Ich freute mich darauf, ein paar wenige Tage ohne große Verantwortung zu genießen, befürchtete aber, dass dieser Urlaub alles andere als erholsam würde, wenn mein Mann weiterhin so schlechte Laune verbreitete. Seine Stimmung war dann jedoch ausgezeichnet, und die drei Tage taten uns ungeheuer gut.

Frau Hürlimann lernte mich und meine Familie dank unseren Gesprächen immer besser kennen. Ich erzählte, was uns im Alltag bewegte und wie wir miteinander umgingen. Natürlich ging es dabei oft auch um die Gespräche, die ich mit meinen Kindern führte. Ich wollte ja, dass innerhalb unserer Familie offen und vielfältig kommuniziert wurde. Und so besprachen wir mit unseren Söhnen jedes interessante Thema. Der Familientisch am Abend war für uns immer eine gute Gelegenheit, sich auszutauschen. Mal diskutierten wir geschäftliche Belange, dann wieder Erlebnisse der Kinder mit ihren Kameraden oder Kollegen. Hier wurde einfach alles erzählt, was man im Laufe des Tages Positives oder Negatives erlebt hatte.

Und jetzt, da wir alle in einer außergewöhnlichen Situation steckten, vertieften sich unsere Gespräche. Mit meinem Ältesten sprach ich beispielsweise über philosophische Themen wie den Sinn des Lebens, oder wir analysierten Informationen zur Bedrohlichkeit der Krankheit und zum aktuellen Verhalten meines Mannes. Dazu stützten wir uns auf Recherchen im Internet, die wir mittlerweile dank einigen Erklärungen unseres Hausarztes und dank Frau Hürlimann ganz gut zu filtern wussten. Ich war sehr stolz auf Joshua, der sehr rational auftrat und handelte. Gleichzeitig war er einfühlsam, auch wenn er dies vor mir und anderen lieber verbarg. Mit ihm zu sprechen, half mir über einige Ängste und Befürchtungen hinweg. Denn auch ich war zu ihm sehr ehrlich – wobei ich sicherlich das eine oder andere Thema rund um die Lebenserwartung von an Magenkrebs Erkrankten ausließ, um ihn zu schützen.

Da Patrik seine kaufmännische Ausbildung in unserem Betrieb absolvierte, bekam er einiges mit, wenn die Angestellten darüber sprachen, wie es wohl weitergehen würde mit ihrem Chef, oder wenn sie negative Geschichten von anderen Krebskranken erzählten. Patrik ist ein sehr emotionaler Mensch, den das Leiden anderer mitnimmt. Um ihn, so gut es ging, vor den Klatschgeschichten zu schützen, empfahl ich ihm, sich zurückzuziehen, wenn die Gespräche nicht mehr rein arbeitsbezogen waren. Außerdem plagten ihn Prüfungsängste, und er fürchtete, seine Lehre nicht zu bestehen. Ich war also auch an dieser Front gefordert, litt mit und gab alles, um ihn zu unterstützen.

... und nütze deine Ressourcen

Auffallend war für mich immer, wie gut Frau Indermaur sich verbal ausdrückte. Das machte sie zur äußerst interessanten Gesprächspartnerin und verlieh ihr im Ausdruck Stärke und Dominanz. Ich fragte mich aber, ob das wirklich ihrer inneren Stärke entsprach. Menschen, die nach außen sehr kompetent wirken, leiden häufig unter einer Diskrepanz zwischen der inneren und der von außen zugeschriebenen Stärke. Sie werden laufend überschätzt, und ihre Bedürftigkeit, die sich in Krisenzeiten ebenso wie bei anderen einstellt, wird unterschätzt. Mir fällt immer wieder auf, dass schlagfertige Menschen beispielsweise als unsensibler wahrgenommen werden, als sie tatsächlich sind. Aber hat mangelnde Schlagfertigkeit mit Sensibilität zu tun? Die eigene Empfindsamkeit kann einem tatsächlich die Sprache verschlagen, aber Eloquenz ist nicht zwingend ein Ausdruck für Unempfindlichkeit.

Die körperlichen Symptome von Frau Indermaur hatten sich in den letzten Wochen etwas entschärft. Dazu konnte beigetragen haben, dass unsere Gespräche die psychische Belastung bereits reduzierten oder dass für ihre Beschwerden keine körperlichen Ursachen gefunden worden waren. Wenn sich jemand durch einen negativen, das heißt fehlenden Befund beruhigen lässt, ist das immer ein gutes Zeichen. Es gibt Menschen, die in einen verhängnisvollen Teufelskreis geraten, wenn der Arzt nichts findet; sie glauben dann, eine umso gravierendere Krankheit zu haben, und suchen panisch einen Spezialisten nach dem anderen auf. Jedenfalls freute mich sehr, dass es Frau Indermaur körperlich etwas besser ging, und es zeigte mir, dass ich den Fokus von ihr als Mensch und Ehefrau mehr auf das System Familie legen konnte. Ihre Rolle als Mutter und Tochter wurde Gegenstand der Gespräche. Jedes System hat seine Systemregeln, und in Krisenzeiten können diese Regeln einem das Leben vereinfachen oder erschweren. Ich gewann den Eindruck, dass die Familie Indermaur sehr gut funktionierte und in ihr ein intensives Miteinander und nicht nur ein Nebeneinander stattfand. Das ist eine große Unterstützung.

Werden aber Außenstehende weniger gebraucht, wenn eine Familie so gut funktioniert wie die Familie Indermaur? Eine Verallgemeinerung ist kaum möglich, aber als Arbeitshypothese notierte ich das in meiner virtuell geführten Krankengeschichte von Frau Indermaur. Tatsächlich zeigte sich auch bei ihr, dass das soziale Netz außerhalb der Familie nicht beliebig tragfähig war. Natürlich ist es sehr verständlich, dass Frau Indermaur in dieser Lebenssituation – es ging ihr selbst psychisch nicht gut, sie hatte einen schwer kranken Mann mit einer unsicheren Prognose und übernahm deswegen einen Teil seines Arbeitspensums in der gemeinsamen Firma – abends keinen Jubel und Trubel suchte.

Auf der anderen Seite erlebe ich immer wieder, dass es für Außenstehende schwierig ist, auf Menschen in einer Krise zuzugehen. Dahinter steckt häufig Hilflosigkeit und die Angst, das Falsche zu sagen. Man redet sich dann ein, dass die Person jetzt bestimmt Ruhe wünsche und ein Hilfsangebot sie nur stören würde. Ich ermuntere die Leute immer, konkrete Hilfsangebote zu unterbreiten, wie zum Beispiel das Kochen einer Mahlzeit, die Fahrt zum Arzt oder das Erledigen der Einkäufe an einem bestimmten Wochentag. Angebote wie »Melde dich, wenn du was brauchst« dienen nicht zu viel mehr, als das eigene schlechte Gewissen zu beruhigen. Es ist nicht einfach, Hilfe anzunehmen, vor allem dann nicht, wenn es einem psychisch nicht gut geht und gerade der Boden unter den Füßen wackelt. Dennoch ermuntere ich auch meine Patienten und vor allem deren Angehörige, den Hilfe Anbietenden einen speziellen Auftrag zu erteilen und ihnen damit das Gefühl zu geben, wirklich helfen zu können.

»Das kannst du sicher noch besser«

Die Sommerferien nahten, und es kehrte etwas Ruhe bei uns ein. Patrik hatte die Resultate des ersten Teils seiner Lehrabschlussprüfung bekommen. Bestanden! Seine Gürtelrose klang ab, und es ging ihm generell wieder besser. Philipp beendete seine dritte Chemo-Runde und wirkte euphorisch. Er hatte das Glück, im Moment mit keinen nennenswerten Nebenwirkungen kämpfen zu müssen, und seine optimistische Grundhaltung trug viel zu seinem guten Zustand bei.

Naturgemäß führten unsere regelmäßigen Aufenthalte im Spital uns jeweils in die Onkologie. Während mein Mann Anteil am Schicksal seiner Leidensgenossen nahm, deprimierten mich die Gespräche dort eher. Da war die junge Mutter, deren Krebs unheilbar war und die sich wünschte, dass sich das Unumgängliche noch etwas hinauszögerte, um noch ein paar Wochen mit ihrem kleinen Kind zu haben. Oder der unglaublich fröhliche Herr mittleren Alters, der stolz erzählte, dass er innerhalb eines Jahres vierundzwanzigmal operiert worden sei und dass man ihm fast alles »ausgebaut« habe. Oder aber die äußerst gepflegte Dame, die schweigend in der Reihe der Wartenden saß und einen so verlorenen Blick hatte. Meine Fantasie spann die Geschichten der Patienten in der Onkologie weiter, und Wehmut machte sich in mir breit. Ließ diese dann nach, kam an ihrer Stelle gleich wieder Wut auf. Womit hatten diese Menschen das nur verdient?

Ich bin kein sehr gläubiger Mensch, gemessen an meinen Besuchen in der Kirche. Dennoch habe ich einen tiefen Glauben, den ich auf meine eigene Art pflege. In diesen Monaten des Auf und Ab haderte ich viel mit meinem Gott und wechselte im Gespräch mit ihm zwischen Flehen und Beten und Fragen und Schimpfen. Dass ich keinerlei Reaktion von dieser Seite bekam, schrieb ich mir selbst zu. Ich hatte doch gar nicht das Recht, einen Gott anzurufen, dessen Existenz ich sonst für selbstverständlich hielt, den ich aber nicht einmal an Feiertagen ehrte. Überhaupt hatte ich das Gefühl, kein Recht auf irgendetwas zu haben.

Paradoxerweise aß ich in dieser Zeit nicht gern und tat es dennoch im Übermaß zwischendurch, wohl auf der Suche nach einem Glücksgefühl. Obwohl das gemeinsame Essen für unsere Familie immer so wichtig war, fühlten die Kinder und ich uns fast ein wenig schuldig, wenn wir in Anwesenheit meines Mannes etwas aßen, wo ihm doch jeder Bissen Probleme zu machen schien. Ich bin sehr froh, dass ich in jener Zeit immerhin noch so viel klaren Verstand hatte, zu wissen, dass ich die Hilfe von Frau Hürlimann intensiv brauchte. Auf keinen Fall sollte mein Mann mit meinen Ängsten und irgendwelchen anderen Problemen seiner Familie belastet werden. Wobei dies, wie gesagt, so eine Sache war, denn er las in mir wie in einem offenen Buch.

Philipp war sich allerdings sicher, dass alles gut werden würde (obwohl gerade ein weiterer Versuch, vom Rauchen loszukommen – diesmal mithilfe eines Hypnotiseurs –, gescheitert war). Unsere Jungs waren im Moment völlig friedlich drauf, wobei unser Jüngster definitiv ferienreif war – die letzten Wochen vor den Sommerferien mussten angesichts der erschöpften, unkonzentrierten Kinder für jeden Lehrer ein Albtraum sein. Ich selbst fühlte mich aber gut aufgehoben bei Frau Hürlimann, und wir schafften es, bei meinem nächsten Termin mich zum Hauptthema zu machen.

Ich wurde 1967 im wunderschönen Ort Zug geboren. Fragt man meine Mutter, so war ich ein Wunschkind. Mein Vater sah das wohl etwas anders. Meine Eltern heirateten viel zu früh, und schon rasch stellte sich diese Ehe als Fehler heraus. Meine Mutter versuchte jedoch alles, sie zu retten, und dachte, mit Kindern würde dies eher gelingen. Mein drei Jahre älterer Bruder Erik war der erste Versuch dazu. Als meine Mutter bemerkte, dass ihre Strategie nicht aufging, beschloss sie, sich ihren Wunsch nach einer Familie trotzdem zu erfüllen. Für sie war dies wohl ein wenig ein Kampf gegen die eigene komplizierte Kindheit. Meine Mutter ist eine sehr herzliche, familienorientierte Frau, der es nie an Ehrgeiz, Leidenschaft und Energie gefehlt hat. Mein Vater hingegen verweigerte sämtliche Emotionen, er litt unter einem Asperger-Syndrom. Feuer und Eis waren aufeinandergetroffen. Meine Eltern hatten Ende der Sechzigerjahre gemeinsam ein Geschäft in der Maschinenindustrie aufgebaut. Dabei lieferte mein Vater das analytische Wissen und dank seiner Ausbildung zum Ingenieur die Idee für eine Mischpistole, die im Maschinenbau für Zweistoffkomponenten zur Anwendung kam und die er sich patentieren ließ. Meine Mutter widmete sich dem Aufbau der Firma in allen administrativen Belangen und der Vermarktung dieses Produktes. Das Ganze lief sehr erfolgreich, bedingte aber, dass meine Eltern sehr viel arbeiteten. Da die Firma in unserem Wohnhaus untergebracht war, konnten wir Kinder jedoch jederzeit zu ihnen, auch wenn sie bei der Arbeit waren.

Unglücklicherweise übten meine Eltern aber auch einen unglaublichen Druck auf uns aus. Erfolg galt als das höchste aller Güter, egal, worin er bestand. Die Gesprächskultur zwischen meinen Eltern war bescheiden, wenn überhaupt vorhanden. Wie gesagt, war mein Vater wenig zugänglich und außergewöhnlich introvertiert. Er verstand den ganzen emotionalen Ballast nicht, der mit meiner Mutter in die Ehe gekommen war. Sie wiederum konnte nicht nachvollziehen, weshalb er überhaupt nicht einfühlsam war. Oft gab es Streit zwischen den beiden, der häufig auch mit Schlägen endete. Meine Mutter schützte uns Kinder, so gut sie konnte, und bekam deshalb auch ab und zu eine Tracht Prügel ab, die ursprünglich für uns gedacht war. Schon früh war mir klar, dass wir Top-Leistungen erbringen mussten, um den Aussetzern meines Vaters zu entkommen.

Für einige Jahre versuchte meine Mutter, die Familie zusammenzuhalten und irgendwie das Leben zu führen, von dem sie wohl immer geträumt hatte, das mit meinem Vater aber nicht möglich war. Irgendwann begriff sie dann, dass sie sich und ihren Kindern keinen Gefallen tat, wenn sie an dieser erfolglosen Beziehung festhielt. Sie lernte einen anderen Mann kennen und trennte sich von meinem Vater, als ich neun Jahre alt war. Während mein damals zwölfjähriger Bruder bei der Scheidung beschloss, bei meinem Vater zu bleiben, zog ich zu meiner Mutter und ihrem neuen Partner. Der Kontakt zu meinem Vater brach ab, und wir haben ihn bis zum heutigen Tag nicht wirklich wiedergefunden. Wenn ich an ihn denke, kommt mir stets der gleiche Satz in den Sinn: »Das kannst du sicher noch besser.« Ein Glaubenssatz, der sich mir tief eingebrannt hat.

Auch wenn meine Mutter wesentlich liebevoller war, vermittelte sie das Gleiche: »Leistung bringt Erfolg, und nur Erfolg ist wichtig.« Sie selbst bewies dies mit einer weiteren Firma, diesmal im Bereich Innenausbau, die sie zusammen mit ihrem neuen Partner aufbaute. Nach außen hin war meine Mutter eine Powerfrau, die vor Energie und Ideen nur so sprühte und in der ich mich teilweise wiedererkenne. In ihrem Innern aber war sie wohl ein wenig verloren und suchte nach etwas, das sie bis zum heutigen Tag nicht gefunden hat.

Meine Beziehung zu ihr war und ist sehr gut. Auch wenn wir dies damals wegen meines Vaters nicht leben konnten, hat sie mir beigebracht, dass die Familie in meiner Wertvorstellung ganz oben steht. Gleichzeitig hat sie mich aber so erzogen, dass ich ihr immer alles recht machen wollte. Sie wusste ganz genau, welche Knöpfe sie bei mir drücken musste, um eine gewünschte Handlung herbeizuführen.

Frau Hürlimann versuchte durch ihre geschickte Fragetechnik, herauszufinden, welche Muster ich mir im Laufe meines Lebens zugelegt hatte. So merkte ich, dass ich mich sehr stark über meine Arbeit definierte und glaubte, diese sei das Maß für meinen persönlichen Erfolg. Weil ich es als Versagen empfinden würde, eine Arbeit nicht so gut wie nur irgend möglich auszuführen, konnte ich mich da nicht zügeln und drohte mir selbst »innerlich Schläge« an im Falle eines Versagens. Zudem gelang es mir in meinem privaten Umfeld oftmals nicht, Nein zu sagen, weil ich Angst hatte, man könnte sich von mir abwenden. Als ob man sich Sympathie irgendwie erkaufen könnte oder müsste!

Auf der Suche nach Verhaltensmustern

Ein Ausflug in die Vergangenheit und ins System der Herkunftsfamilie von Frau Indermaur zeigte auf, dass da Muster vorhanden waren, die es ihr erschwerten, sich Genuss zu gönnen und auf die eigenen Bedürfnisse zu achten. Sie zeigte in ihrer psychischen Verfassung Anteile (die depressive Stimmungslage beispielsweise), die häufig zu finden sind, wenn jemand ständig Druck ausgesetzt ist. Der unberechenbare Vater und die starke, aber teilweise machtlose Mutter hatten die Situation zweifellos nicht einfacher gemacht. Dass eine große Leistungsbereitschaft gefordert war, wirkte bei ihr immer noch nach. Indem wir diese Erkenntnisse besprachen, unternahmen wir eine motivationale Klärung (das ist einer der bereits erwähnten Wirkfaktoren der Psychotherapie).

Der Beschreibung nach hat der Vater von Frau Indermaur ein Asperger-Syndrom. Das ist eine Form von Autismus und bedeutet häufig, dass die Betroffenen Mühe haben, mit anderen Menschen zu kommunizieren oder Beziehungen aufzubauen, und dass es ihnen sehr schwerfällt, sich in andere hineinzuversetzen. Es war sehr gut nachvollziehbar, dass das Handicap, das ihr Vater im Umgang mit zwischenmenschlichen Signalen hat, bei Frau Indermaur Spuren hinterließ.

Das gegenwärtige Verhältnis zur Mutter war sehr eng in Form sehr häufiger meist telefonischer Kontakte. Inwieweit aber war das Verhältnis zwischen Tochter und Mutter gleichberechtigt? Hatte Frau Indermaur vielleicht das Gefühl, für ihre Mutter da sein zu müssen als Kompensation für das früher erlittene Unglück oder die zumindest nicht einfache Situation der Mutter? Lebte sie in ihrer eigenen Familie Werte, die ihre Mutter wohl angestrebt hatte, aber nicht leben konnte? Ich war mir nicht sicher, wie weit sich Frau Indermaur aus Angst vor einem schlechten Gewissen nicht traute, sich von ihrer Mutter abzugrenzen – schließlich war der Leistungsgedanke in ihrer Kindheit sehr prägend gewesen.

Obwohl sie kein intensives Familienleben erlebt hatte und die Gesprächskultur ungenügend gewesen war, gelang es Frau Indermaur, diese mit ihrer Familie erfolgreich zu leben. Und das war in ihrem Fall eine sehr wertvolle Ressource, von der sie jetzt profitieren konnte. Ein funktionierendes, gutes und kommunikationsoffenes Familienleben ist keine Selbstverständlichkeit und darf jeden, der es hat, mit Stolz erfüllen. Und Frau Indermaur konnte umso stolzer sein, weil sie in ihrer Kindheit das offene und wertfreie gegenseitige Annehmen nicht erlebt hatte.

Sich die Muster von früher bewusst zu machen, ist mehr als nur der erste Schritt. Mit dem Bewusstmachen beginnt bereits die Abgrenzung davon. Aber danach muss man sich auch immer wieder aktiv gegen diese Muster wehren. Das erfordert ständiges Dranbleiben und Trainieren, wie körperliches Training. Unser Denken und Handeln erfolgt in ausgetretenen Pfaden, und um neue Wege anzulegen, braucht es Durchhaltewillen und eine gewisse Frustrationstoleranz. Frau Indermaur befand sich momentan jedoch nicht in einer Situation, in der sie alle alten Muster über Bord werfen konnte und sollte. Dazu verlief ihr Leben gerade zu unruhig, und außerdem war sie zu mitgenommen. Aber es half schon mal, wahrzunehmen, dass da Muster waren, die es ihr schwer machten, sich Genuss zu erlauben, und dass sie sich diesen erkämpfen musste – gegen sich selbst. Es ging um die Selbstfürsorge, das heißt darum, zu sich selbst zu schauen.

Ich erlebe es übrigens häufig, dass Angehörige von Krebskranken Mühe mit der eigenen Ernährung haben, auch das ein Thema der Selbstfürsorge. Einige getrauen sich nicht einmal zu kochen, damit der Essensgeruch den Kranken nicht daran erinnert, dass andere sich normal ernähren können. Ich erinnere mich an den tragischen Fall einer Frau, deren Ehemann einen Tumor im Halsbereich hatte und nur noch mit der Magensonde ernährt werden konnte. Diese Frau war kaum mehr als Haut und Knochen, als sie zu mir kam, da sie zu Hause nichts mehr aß und kaum Gelegenheit hatte, auswärts zu essen. Sie musste sich erst wieder getrauen, daheim zu kochen und zu essen. Dies gelang aber erst, als ich den Ehemann zum Gespräch lud und er darauf der Frau sagte, dass er sich große Sorgen um sie mache, weil sie nicht mehr esse. Das erlaubte es ihr, sich wieder um die eigene Ernährung zu kümmern.

Auch Herr Indermaur hatte krankheitsbedingt Mühe mit der Nahrungsaufnahme. Deswegen war plausibel, dass sich seine Frau den Genuss ebenfalls nicht einfach leisten durfte. In solchen Belastungssituationen zeigen sich alte Muster häufig mit ansonsten unüblicher Deutlichkeit: Frau Indermaur musste Leistung zeigen, sonst drohten ihr im übertragenen Sinne Schläge. Auch hier zeigte sich der früh eingeprägte Leistungsgedanke.

Sorgen über Sorgen

Endlich war es so weit! Unseren Ferien stand nichts mehr im Weg. Philipp war einigermaßen fit, und der Arzt hatte grünes Licht für unsere Reise gegeben. Ich sah die Angst in den Augen meines Mannes, dass dies vielleicht seine letzten Ferien mit der Familie sein könnten. Gleichzeitig spürte ich aber auch die Hoffnung, die ihn antrieb. Ich bemühte mich, beides mit ihm zu teilen. Jetzt aber wollten wir uns erst einmal richtig erholen, damit die danach anstehende Operation optimal verlaufen würde.

Ferien erlebte ich schon seit einigen Jahren immer gleich: Ich flüchtete in sie hinein. Mit der Aussicht, im Ausland zur Ruhe zu kommen, bemühte ich mich schon Wochen zuvor, so gut wie möglich zu funktionieren. Ich arbeitete mitunter bis in die Nacht hinein, stellte mich noch mehr Aufgaben und versuchte, sämtliche Pendenzen abzuarbeiten. In beruflicher Hinsicht war dies zwar manchmal stressig, doch es gelang mir meist. Ich teilte mir die Aufgaben ein und priorisierte sie mithilfe eines Computerprogramms unserer Firma, sodass ich schnell erfassen konnte, was unbedingt noch vor den Ferien erledigt werden musste und welche Projekte ich erst danach in Angriff nehmen konnte. Alles, was Kunden betraf, hatte dabei oberste Wichtigkeit, strategische Planungsarbeiten durften dagegen noch ein wenig warten und reifen.

Massiv schwieriger wurde es jeweils, wenn mich private Sorgen plagten. Da diese meist fremdbestimmt waren, konnte ich sie nicht einfach »abarbeiten«. So ging es mir auch in diesem Jahr zunehmend schlechter, und die Ferien sollten mein Ventil sein.

Die drei Wochen, die wir darauf in der Sonne Floridas verbringen durften, taten uns allen sehr gut. Wir besitzen dort ein kleines Ferienhaus, auf das wir lange gespart haben. Es liegt in einer kleinen, ruhigen Siedlung rund zwanzig Minuten vom Strand entfernt und ist für mich wie ein Fels in der Brandung. Die Umgebung ist beinahe schon klinisch sauber, die Menschen in der Nachbarschaft sind unglaublich freundlich, und die Infrastruktur lässt keine Wünsche offen. So darf man die Gemeinschaftsanlagen nutzen und hat damit Zugriff auf ein top ausgestattetes Fitnesscenter, einen riesigen Pool, Tennis- sowie Shuffleboardplätze und sogar einen großen Partyraum.

Eigentlich entdecke ich gern Neues in den Ferien und reise gern herum. Aus Rücksicht auf den Gesundheitszustand meines Mannes gingen wir es diesmal aber ganz ruhig an. Der Aufenthalt an nur einem Ort war zu diesem Zeitpunkt genau das Richtige, und unsere eigenen vier Wände boten uns den gerade jetzt benötigten Halt. Wir aßen, wenn wir Hunger hatten, und schliefen, wenn wir müde waren. Während die einen lasen oder dösten, schwammen die anderen im Pool oder gingen joggen oder Tennis spielen. Es gab keinen Zeitdruck und keine Vorgaben, die eingehalten werden mussten. Philipp konnte sich in dieser Zeit sehr gut erholen. Er schaffte es sogar, vom Rauchen loszukommen und auf das etwas weniger schädliche Dampfen per E-Zigarette umzusteigen.

Patrik, unser Mittlerer, lernte in den Ferien ein paar junge Leute kennen und verliebte sich. Unglücklicherweise hatte er aber auch in der Schweiz eine Freundin. Er wusste selbst nicht so genau, was er wollte, und reagierte deshalb manchmal unvorhersehbar und launisch. Ich spürte, dass er einen Konflikt mit sich austrug, durfte aber offiziell nichts davon wissen, da ich diese

Information von Joshua hatte, der versehentlich die Facebook-Daten seines Bruders zu Gesicht bekommen hatte. Als Patrik das entdeckte, gab es ziemlichen Ärger, und die beiden Brüder sprachen lange nicht mehr miteinander. Völlig stressfrei war unser Florida-Urlaub also nicht, trotzdem ging er viel zu schnell vorüber, und der Alltag hatte uns bald wieder.

Obwohl ich gut erholt war, fühlte ich mich gleich wieder massiv unter Druck. Patrik war weiterhin hin- und hergerissen zwischen den beiden jungen Frauen, die er ins Herz geschlossen hatte, und Emanuel, unser Jüngster, trat plötzlich sehr zurückhaltend und schüchtern auf. Er hatte Mühe, in seiner neuen Schulklasse Anschluss zu finden. Außerdem schienen ihn Selbstzweifel zu quälen – sein Selbstbewusstsein war im Keller. Ich wusste nicht, wo die Ursache für seine Veränderung lag, und noch viel weniger, wie ich ihm helfen konnte. Ich begann, Treffen mit anderen Müttern zu organisieren, und sprach das Problem an. Denn es lag in meiner Verantwortung, für das höchstmögliche Wohl meiner Kinder zu sorgen. Ich litt mit bei Prüfungsstress und Strafarbeiten, bei Zurückweisungen und Liebeskummer und sogar, wenn sie eine Präsentation für die Schule nicht rechtzeitig fertig bekamen.

Ich wollte also meinen Söhnen helfen, hatte selbst eine Ladung Arbeit auf dem Tisch, sorgte mich um meinen Mann. Und war wieder einmal massiv mit meinen eigenen körperlichen Beschwerden konfrontiert.

Routinen sind nützlich und veränderbar

Frau Indermaur erlebte das Ende der Ferien und den darauf folgenden Alltag so, dass ihre psychischen und körperlichen Symptome erneut zunahmen. Wie viele andere Menschen auch, hatte sie die Ferien als Ausbruch aus der Wirklichkeit erlebt. Dieser Fluchtgedanke ist verständlich und verbreitet. Trotzdem möchte ich ihn jeweils thematisieren, schließlich ist der Anteil Alltag im Leben der meisten Menschen wesentlich größer als die paar Urlaubswochen. Von Interesse ist, zu prüfen, wovor und weshalb geflüchtet wird. Da die aus dieser Analyse hervorgehenden Umstände im Leben meist nicht einfach verändert werden können, versuchen wir in der Psychotherapie, die Einstellung dazu zu ändern. Mit einer veränderten Einstellung kann ein zuvor empfundener Stressfaktor an Potenzial verlieren. Natürlich geht das auf dem Papier einfacher als in Wirklichkeit.

Bei Frau Indermaur fiel mir immer wieder auf, dass sie eigentlich überdurchschnittlich vieles wusste. Sie hatte eine enorm gute Problemeinsicht. Diese verdankte sie vermutlich nicht nur ihrer Therapieerfahrung, sondern auch einer gewissen Analysefähigkeit, die sie mitbrachte. Und trotzdem – oder vielleicht gerade deshalb – war die Veränderung der Situation oder aber der Einstellung dazu sehr schwierig für Frau Indermaur. Wir Menschen funktionieren weitgehend nach routinierten Abläufen oder Schemata. Auf bestimmte Reize hin läuft bei uns das immer gleiche Programm ab. Das erlaubt uns, in unserer komplexen Welt effizient zu sein. Wenn ein Autofahrer jedes Mal wie in der ersten Fahrstunde das Programm aus »Kupplung drücken«, »Gang einlegen« und »Gas geben« im Kopf durchgehen müsste, sobald die Ampel von Rot auf Grün wechselt, wäre er sehr absorbiert davon und würde viel Zeit verlieren. Solche Automatismen erlauben uns das gleichzeitige Verarbeiten verschiedener Reize. Wenn wir aber Abläufe im Programm haben, die uns nicht guttun, ist es sehr schwer, diese wieder loszuwerden.

Die Besprechung von Alltagssituationen führte zu ein paar Maßnahmen, die Frau Indermaur ausprobieren wollte. Dabei ging es um das bewusste Innehalten und den Versuch, Entspannung und Erkenntnisse aus den Ferien in den Alltag hinüberzuretten. Wir überlegten zusammen, weshalb Frau Indermaur ihre Tage wieder als stressig empfand, was denn den Stress verursachte und wie die Tage wieder leichter werden könnten in ihrer Wahrnehmung. Auch das Einbauen von bewusster Entspannung besprachen wir. Um die Umsetzung solcher Einsichten und Maßnahmen zu üben, ist es manchmal wertvoll, wenn zwischen den Sitzungen einige Zeit vergeht und jemand nicht ein- bis zweimal in der Woche zur Therapie kommt.

Zu Beginn einer Therapie werde ich häufig gefragt, was denn ein optimaler Gesprächsrhythmus sei. Auch wenn es den einzig richtigen Abstand zwischen den Gesprächen nicht gibt, empfehle ich meist einen zwei- oder sogar dreiwöchigen Abstand. Diese Zeit brauchen viele, um sich über Besprochenes klar zu werden, Dinge umzusetzen, Beispiele aus dem Alltag zu sammeln oder Übungen zu machen. Außerdem ist es für mich als Psychologin immer sehr spannend, was im Nachgang zu den Sitzungen noch hervorkommt. Ich schätze es auch, wenn jemand ein Notizbuch führt oder auf andere Art Gedanken und Überlegungen schriftlich festhält und diese Notizen zu den Gesprächen mitbringt. Zwischendurch kommt einem manchmal etwas in den Sinn, das während der Therapiesitzungen nicht unbedingt abrufbar ist. Und genau dann ist der mitgebrachte Text wertvoll.

Wir bitten unsere Patientinnen und Patienten auch häufig um Beobachtungsprotokolle, damit Stimmungen, Gefühle, Gedanken oder Verhaltensweisen festgehalten und systematisch erfasst werden können. Es kann sehr aufschlussreich sein, zu welchen Zeiten oder in welchen Situationen Beschwerden auftreten. Einige meiner Patienten probieren derzeit auf ihrem Smartphone diverse Apps aus. Da sie das Handy immer zur Hand haben, können sie jederzeit etwas notieren. Vergessen sie einmal, Einträge zu machen – was häufig geschieht, wenn es einem gerade gut geht –, erinnert sie die App daran. Bis jetzt habe ich damit sehr positive Erfahrungen gemacht. Erst neulich wurde einem Patienten mit einer depressiven Persönlichkeitsstörung bewusst, dass er in der Woche zwar einen oder zwei Down-Tage hatte, aber mindestens fünf Tage gut drauf war. Und die Durchsicht der vorangegangenen Monate zeigte, dass die Down-Phasen wesentlich kürzer wurden. Diese Erkenntnis konnte er erst annehmen, als er das schwarz auf weiß sah.

Hoffnungsschimmer am Horizont

Je näher der Zeitpunkt der Operation meines Mannes rückte, desto schlechter ging es mir. Obwohl ich die zahlreichen Denkanstöße meiner Therapeutin begierig aufnahm, war es mir völlig unmöglich, den Stress einfach so abzubauen. Es ist recht einfach, festzustellen, wo der Schuh drückt. Doch dann die Lösung zu finden, um wieder bequemer durchs Leben zu gehen, ist um so vieles mühsamer. Am liebsten wäre ich einfach aus meinem Leben davongelaufen, so weit weg wie nur irgend möglich. Weil ich aber wusste, dass dies nicht ging, hörte ich interessiert zu, was die Psychologie zu meinem Auf und Ab zu sagen hatte, und versuchte, kleine Auszeiten von meinen Problemen zu finden, die in meinen Alltag eingebaut werden konnten. Dazu gehörten Spaziergänge, das Lesen eines Buches oder auch ein schönes Vollbad.

Ich erinnere mich gut, dass ich irgendwo gelesen hatte, Achtsamkeitstraining – eine besondere Art der Meditation – könnte helfen. Also machte ich mich schlau und legte los. Wie verlangt, kaute ich bedächtig auf Rosinen herum, nur um festzustellen, dass ich sie nicht mochte. Dann fühlte ich in mich hinein, versuchte, meine Füße zu spüren, und ließ meine Gedanken die Wade hinaufwandern. Spätestens jetzt hatten sich in meinem Kopf aber mindestens hundert andere Gedanken versammelt, die mich von der ursprünglichen Aufgabe ablenkten, sodass ich wieder von vorn beginnen konnte. Ich erspare Ihnen jetzt die traurigen Details und verrate Ihnen bloß, dass ich es nicht geschafft habe, mich auf Kommando auf mich selbst zu konzentrieren. Solche Meditationsmethoden schienen bei mir einfach nicht zu funktionieren.

Im Spätsommer war es dann so weit, die Operation stand an, und Philipp versuchte, seine Angst mit grenzenlosem Optimismus zu übertünchen. Während meine Söhne den Eingriff als logische Konsequenz der vorangegangenen Chemo betrachteten und ebenfalls recht positiv gestimmt waren, wusste ich zeitweise nicht ein noch aus vor lauter Angst und Zweifeln. Würde die Operation ein Erfolg sein und mein Mann weiterleben? Und wenn ja, wie würde dann dieses Leben für uns alle aussehen? Würde ich es schaffen, einen geregelten Alltag für die Familie zu organisieren? Und würde es mir gelingen, meine Probleme so weit zurückzustellen, dass ich für die anderen da sein konnte?

Mir ging es zu dieser Zeit körperlich nicht gut, und ich hätte mich morgens am liebsten weiterhin im Bett verkrochen. Wie schön wäre es doch gewesen, einfach weiterschlafen zu können und keinerlei Sorgen bewusst wahrzunehmen. Der Schlaf war und ist für mich stets eine Oase, in der ich mich erholen kann, denn während ich schlafe, will niemand etwas von mir. Aber natürlich konnte ich mich nicht einfach aus dem Alltag ausklinken, und so stand ich morgens brav auf, um Emanuel sein Frühstück zuzubereiten, ihn in seinen Tag zu schicken und mich selbst an die Arbeit zu machen. Meinem Jüngsten ging es nun endlich auch etwas besser, und er hatte Anschluss bei seinen neuen Schulkameraden gefunden. Aber natürlich spürte er zu Hause die Verzweiflung seiner Mutter, so sehr ich diese auch zu verbergen suchte. Die Teilnahme am einwöchigen Klassenlager kam für ihn deshalb zu einem guten Zeitpunkt. Und auch mir war seine Abwesenheit nicht unlieb, denn nach der Operation wollte ich täglich bei meinem Mann im Spital sein.

Die Operation verlief besser als erwartet, und ich konnte endlich wieder einmal einen Hoffnungsschimmer an meinem im Moment eher düsteren Horizont ausmachen. Der operierende Arzt hatte während der Operation festgestellt, dass der Krebs doch nicht so weit fortgeschritten war, wie ursprünglich angenommen, und dass die Lymphknoten noch nicht befallen waren, was ein sehr gutes Zeichen war. So wurde sicherheitshalber zwar der gesamte Magen entfernt, aber es lag sonst keine unmittelbare Bedrohung mehr vor.

Joshua und Patrik hatten ihren Streit endlich beigelegt, sie schienen zu spüren, dass es Zeiten gibt, in denen man sich zusammenraufen muss, komme, was wolle. Sie sprachen wieder miteinander, und beide unterstützten mich, so gut sie konnten. Patrik nahm sich selbst etwas Druck, indem er mit seiner Freundin in der Schweiz nach langem Hin und Her Schluss machte. Der Familienfrieden kehrte wieder ein, und wir waren bereit, Philipp zurück in die Gesundheit zu begleiten.

Es ist aber so eine Sache mit der lieben Familie, denn diese besteht ja nicht nur aus dem harten Kern. In unserem Fall gab es da noch zwei Frauen, die uns sehr nahestanden und die uns jede auf ihre Art halfen. Während meine Mutter mir in dieser Zeit oftmals Mut zusprechen musste oder einfach nur zuhörte, wählte meine Schwiegermutter einen anderen Weg. Sie kam einen Tag pro Woche zu uns nach Hause, um für Emanuel zu sorgen, während ich im Büro war. Emanuel erlebte aber gerade einen intensiven Entwicklungsschub, bei dem er auch Selbständigkeit demonstrieren wollte – was ich sehr begrüßte. Das hieß nun aber auch, dass er nicht mehr von seiner Großmutter beaufsichtigt werden wollte. Ich war zwar stolz auf meinen Sohn, weil er es sich bereits zutraute, allein durch den Tag zu kommen. Doch ich wusste auch, wie schwierig es werden würde, dies meiner Schwiegermutter zu erklären, ohne sie zu verletzen. In ihrem Bemühen, uns Gutes zu tun, ließ sie sich kaum bremsen. Sie fand es toll, dass sie sich als Großmutter liebevoll um ihren Enkel kümmerte – und das war es ja auch! Leider mussten wir ihr aber nun sagen, dass Emanuel den Mittag ohne Betreuung verbringen und sein Mittagessen selbst aufwärmen wollte. Ich sah, dass es ihr wehtat, von ihm nicht mehr gebraucht zu werden. Ihr beistehen bei ihren Zweifeln, ob sie denn überhaupt noch gebraucht würde, konnte ich allerdings nicht, dazu fehlte mir einfach die Energie.

Damals merkten die meisten nicht, dass ich am Limit lief, auch meine Schwiegermutter nicht. Sie sah in mir jemanden, der alles stemmte, so wie sie selbst es stets getan hatte. Ich war für sie, wie für viele andere auch, der Bulldozer, der sich beharrlich durch eine Großbaustelle kämpfte. Diese dauernde Klassifikation als Powerfrau, die mich schon mein ganzes Leben begleitete, machte mich zunehmend fertig. Natürlich zeigte ich nach außen möglichst keine Schwäche, natürlich hielt ich mich noch immer an den Leitsatz, dass ich alles noch viel besser machen könnte, und natürlich ging es nicht an, dass Außenstehende meine Gefühlslage erkannten und damit vielleicht ausnutzen konnten. Gleichzeitig wünschte ich mir aber nichts mehr als irgendjemanden in meiner Nähe, der wusste, wie es wirklich um mich stand und der meine sensible Seite erkannte. Langsam dämmerte mir, dass der Wunsch nie Wirklichkeit werden würde, wenn ich einfach nur darauf wartete, dass jemand hinter meine selbst gebaute Mauer blickte.

In einem unserer Gespräche forschte Frau Hürlimann damals nach, ob es nicht doch sinnvoll sein könnte, wieder einen Hund zu haben. Ich weiß, dass Spaziergänge an der frischen Luft sehr hilfreich sind, wenn es einem nicht gut geht – und was wäre dafür geeigneter als ein Hund? Zudem ist ein Hund ein sensibler Gefährte, der für seinen Halter tröstlich sein kann. Und auch nicht zu vernachlässigen ist die Tatsache, dass ein Hund für zahlreiche Sozialkontakte sorgt, da Hundehalter miteinander sehr interessiert und offen kommunizieren. Doch ich hatte vor einigen Jahren meinen geliebten Terrier verloren und konnte mir nicht vorstellen, jemals wieder einen so tollen Hund zu treffen. Außerdem, ich gestehe es, kann ich mit dem Thema Tod überhaupt nicht umgehen, und nur schon der Gedanke daran, erneut ein geliebtes Tier bis zum letzten Atemzug begleiten zu müssen, ließ es mir schlecht gehen. Last, but not least ist mein Mann bei weitem nicht so ein Hundefreund wie ich, und ich wusste, er würde einem neuen Hund kaum zustimmen.

Und das Wohlergehen meines Mannes stand weiterhin an erster Stelle. Er hatte seine Operation sehr gut überstanden und war wieder zu Hause, wo er auch bald seine vermutlich letzte Chemo in Angriff nahm, mit der wieder eine gewisse Launenhaftigkeit auftrat. Philipp plante, spätestens im neuen Jahr wieder arbeiten zu gehen. Und bis dahin wollte er richtig zu Kräften kommen. Es gab Tage, an denen er sich positiv und motiviert darauf einstellte, und dann wieder andere, an denen er aufbrausend reagierte und ihm einfach nichts recht war. Dann wieder schien er sich gehen zu lassen, so als wäre ihm alles egal. Eigentlich war mir klar, dass wir gemeinsam auch aus diesem Tief wieder herauskommen würden, aber jetzt ließen meine Kräfte nach. Ich verspürte immer mehr Müdigkeit, die auch nicht verflog, wenn ich nachts ausreichend schlief.

Ich schwankte zwischen Unverständnis und Genervtsein. Unverständnis, weil es mir schlicht nicht möglich war, die Gefühlsschwankungen meines Mannes nachzuvollziehen, und weil er auch nicht wirklich erklären konnte, was in ihm vorging. Genervtsein, weil ich diese Stimmungswechsel nicht immer verdauen konnte und mich dabei ertappte, wie ich am liebsten davongelaufen wäre.

Frau Hürlimann konnte mir aufgrund ihrer Erfahrungen Einblicke in das Verhalten von Krebskranken geben und so einiges am Verhalten meines Mannes erklären. Sie riet uns auch, dass er den Wiedereinstieg in den Berufsalltag sehr vorsichtig angehen und anfangs nur drei bis vier Stunden am Stück arbeiten sollte. Ein guter Rat, den er befolgte.

Das System Familie

Frau Indermaur hatte ihren Mann von Anfang an oft ins Spital begleiten können, das finde ich sehr wichtig. Zum einen, weil vier Ohren mehr hören als zwei, zum anderen aber auch, weil sich ihr Mann aufgehoben und sie selber sich gebraucht und aus erster Hand informiert fühlen konnte. Es ist für mich jedes Mal berührend, mitzubekommen, wenn ein Paar eine solch existenzielle Phase zusammen durchsteht. Und bei Indermaurs hatte ich zudem das Gefühl, dass da nicht einfach der Mann krank war, sondern dass sein Schicksal von der Familie mitgetragen wurde.

In solchen Situationen ist es häufig so, dass einmal der Erkrankte der Starke ist und seine Familienmitglieder stützt, dann wieder die Angehörigen stark sind und den Kranken stützen. Und es scheint ein natürlicher Rhythmus zu sein, dass in einer Ehe nicht beide gleichzeitig in einer Krise sind: Einmal kann der eine, dann wieder die andere von der Stärke des Partners profitieren. Oft einmal höre ich dann Aussagen wie: »Jetzt geht es meiner Frau, meinem Mann endlich besser, und wir könnten zusammen etwas unternehmen, aber jetzt bin ich so niedergeschlagen, mutlos und komme nicht aus dem Bett.« Für mich ist es kein Zufall, dass die Energie des Partners genau in solchen Phasen nachlässt.

Obwohl der Weg zurück in die Normalität für Krebskranke sehr schwierig ist und chronisch unterschätzt wird – dazu später mehr –, ging es Herrn Indermaur zu der Zeit relativ gut, was Frau Indermaur das Aufflackern eigener Symptome erlaubte. Aber natürlich ist das für Außenstehende nicht immer nachvollziehbar. Hinzu kommen Selbstvorwürfe, die das Ganze noch verschlimmern. Obwohl ich keine System-Psychotherapeutin bin, bemerke ich häufig, wie wichtig der Systemaspekt bei Familien gerade in Krisensituationen ist. Die Familie wird dabei als System betrachtet, in dem alle Mitglieder zueinander in Wechselwirkung stehen. Wenn es einem Familienmitglied nicht gut geht, weil es Schwierigkeiten im sozialen Umfeld hat, Stress am Arbeitsplatz oder gesundheitliche Beschwerden, hat das kleinere oder auch größere Auswirkungen auf die anderen Familienmitglieder. Es ist wichtig, dies immer im Auge zu behalten.

Dass Frau Indermaur genau zu dem Zeitpunkt so stark belastet war, ist von meiner Warte aus nachvollziehbar. Mittlerweile war Herr Indermaur schon fast ein Jahr krank und mit der Gesundung beschäftigt. Das nimmt einen mit, es zeigen sich Ermüdungserscheinungen. Die Familie hatte viele Monate des Bangens und Hoffens hinter sich, Herr Indermaur auch noch viele Monate der Einschränkung. Außerdem war er erfolgreich operiert worden, sodass sich seine Frau eine Krise »leisten« konnte. Mir kommt das Sprichwort »Eine Kette ist nur so stark wie das schwächste Glied« in den Sinn. Ein Klischee? Ich stelle häufig fest, dass die ganze Familie angeschlagen ist, wenn ein Mitglied ernsthaft – psychisch oder physisch – erkrankt.

Das »Fass« von Frau Indermaur war jedenfalls sehr voll. So beschrieb sie mir jeweils ihren emotionalen Zustand. Auch wenn wir uns sehr oft darüber unterhalten haben, wie sie etwas Druck ablassen könnte, brauchte Frau Indermaur in dieser Situation unmittelbare Hilfe. Hier halte ich mich an das Zitat von Hermann Hesse: »Es wird alles immer gleich ein wenig anders, wenn man es ausspricht.« Darüber zu reden und Verständnis für die eigenen Sorgen und Ängste zu finden, wirkt entlastend. Wir besprachen die größten Stressfaktoren, so vor allem die Situation des Ehemannes, aber eben auch ihr eigenes Zurückstehen, wenn es um ihre Söhne, Eltern und die Schwiegermutter ging. Natürlich kamen wir dadurch auf die Herkunftsfamilien mit ihren Systemregeln zu sprechen. Fotos von früher brachten uns die Zeit auch optisch näher. Eine Familie

wie die von Frau Indermaur hat ja im Hintergrund zwei Herkunftsfamilien, die eigene und die des Mannes. So gesehen ist jede Familie eine Neu-
mischung oder ein Konglomerat, das nicht unabhängig von den Regeln
der Herkunftsfamilien agiert, das aber seine eigenen Regeln definieren
kann und soll.

Das verflixte Hochdeutsch

Während sich der Gesundheitszustand meines Mannes langsam, aber stetig verbesserte, nahm ich die Gelegenheit wahr, mich in meiner nächsten Sitzung wieder mehr auf mich zu konzentrieren. Ich war weiterhin müde und zog mich aus jeglichem Sozialleben zurück, weil mir die Energie fehlte. Gleichzeitig verstärkte sich mein Wunsch, aus mir selbst schlau zu werden. Immer, wenn es anderen um mich herum nicht gut ging, war ich bereit, dafür zurückzustecken und mir selbst keine Beachtung zu schenken. Doch jetzt war es wieder ruhiger um mich herum, und mit nachlassendem Grad der Fremdbestimmung wollte ich mich meiner Selbstbestimmung widmen. Dieser auf den Grund zu gehen, war aber gar nicht so einfach. Es schien, als müsste ich mich intensiver mit meiner Vergangenheit auseinandersetzen. Der bei einer Therapie oft so gefürchtete Weg in die Kindheit konnte dazu ein Schlüssel sein, und ich wusste, dass auch ich mich darauf einlassen sollte.

Zur Aufarbeitung der Kindheit gibt es, soweit ich weiß, zwei Theorien: Die eine besagt, dass man die Erlebnisse noch einmal durchleben und verarbeiten soll, die andere, dass man sie ignorieren und sich auf das Jetzt und das Morgen konzentrieren soll. Und dann gibt es noch so ein Zwischending, nach dem man sich zwar mit der Vergangenheit beschäftigen soll, um das eigene Verhalten zu verstehen, dass man dann aber auch wieder nach vorn blicken und sich mit möglichem zukünftigem Handeln beschäftigen soll.

Frau Hürlimann schien eine Befürworterin dieser Zwischen-lösung zu sein – zumindest vermutete ich dies. So richtig weiß eine Patientin ja wohl nie, was genau ihre Therapeutin denkt oder tut, eine Tatsache, die mich manchmal ein wenig störte. Ich hätte wohl am liebsten statt einer Gesprächstherapie, deren Verlauf ich nicht selbst bestimmen konnte, einfach eine wundersame Verwandlung gehabt, dank der sich alles Negative aufgelöst hätte. Auf Wunder warten wir aber bekanntlich recht lange, und so versuchte ich es dann halt doch mit Gesprächen über meine Kindheit.

Dies erwies sich allerdings als recht schwierig. Ich habe grundsätzlich ein eher schlechtes Gedächtnis. Das hat durchaus auch Vorteile, weil ich zum Beispiel ein bereits gelesenes Buch voller Begeisterung erneut lesen kann. Wenn es aber ums eigene Leben geht, frage ich mich schon, weshalb das Hirn bestimmte Lebensphasen einfach ausblendet und ich mich beim besten Willen nicht daran erinnern kann.

Versuchte ich mich an etwas vor der Scheidung meiner Eltern zu erinnern, so hatten die wenigen Schnipsel meistens mit Gewalt und Druck zu tun. Mein Vater bemühte sich zwar immer mal wieder, etwas mit uns Kindern zu unternehmen, hatte aber die Gabe, Aktivitäten auszuwählen, die ein Kind überforderten. So erinnere ich mich schwach an unsere Besuche auf einer stillgelegten Raketenabwehrstation irgendwo im Wald oder an Geschichten über Hexen und Geister, die er schrecklich realitätsnah erzählte. Irgendwie fürchtete ich meinen Vater stets. Zu meiner Mutter hatte ich ein sehr inniges Verhältnis, erinnere mich aber auch hier nur an sehr wenige Momente. Sie hat mir allerdings etwas mitgegeben, das ich gleichzeitig mochte und hasste: die deutsche Sprache. Meine Mutter kommt ursprünglich aus Deutschland und spricht noch immer ausschließlich Hochdeutsch.

Aus mir unerklärlichen Gründen sprach ich als Kind ebenfalls kein Schweizerdeutsch – obwohl ich Schweizer Kindergärten und Schweizer Schulen besuchte und Schweizer Spielkameraden hatte. Zwar ist aus diesem Grund mein Deutsch heute sehr gut und ich lese und schreibe leidenschaftlich gern in dieser Sprache. Damals grenzte es mich aber von den Menschen in meiner Umgebung eher aus. Erst als ich mit fünfzehn Jahren an eine andere Schule wechselte, begann ich, Schweizerdeutsch zu sprechen – bis dahin hatte ich mir das Leben sicher sehr viel schwerer gemacht als nötig. Mein Bruder wählte einen anderen Weg, um aufzufallen: Er überraschte immer wieder mit eigenartigen Aktionen, wie zum Beispiel der Idee, im Hochsommer mit Langlaufskiern in die Schule zu gehen, was ohne Schnee gar nicht so einfach war. Er galt in dem Dorf, in dem wir damals wohnten, sehr bald als abgedreht und genoss sein Anderssein sichtlich.

Viel mehr kann ich zu meiner Kindheit nicht sagen, und das Wenige, an das ich mich erinnere, verstehe ich nicht richtig. Wäre ich eine Hobbypsychologin, würde ich sagen, dass hier zwei Kinder nach Aufmerksamkeit gedürstet haben, die sie zwar bekommen haben, aber eher nicht im konstruktiven Sinne.

Steine im Rucksack sortieren

Wenn ich einen Patienten mit einer schwierigen Vergangenheit vor mir sitzen habe, kommt mir das Bild eines Wanderers mit einem schweren Rucksack in den Sinn. Die Steine, die er mit sich herumträgt, hat er selten selber ausgesucht und auch nicht freiwillig eingepackt. Trotzdem ist er damit unterwegs durch alle Höhen und Tiefen im Leben und muss damit umgehen. Das tönt sehr fatalistisch. Aber ich bin überzeugt, dass der Rucksack einfacher zu tragen ist, wenn wir all die Steine einmal herausnehmen, genau betrachten und sie dann wieder, neu bewertet, zurücklegen. Das genau machen wir in der Psychotherapie: Wir schauen die Steine, also die schwierigen Stationen im Leben eines Patienten, einer Patientin an, würdigen, was er oder sie bislang erreicht oder geschafft hat, welche Unterstützung dabei erfahren wurde und welche Lichtblicke es gab. Das kann vieles verändern und das Gewicht der Steine erheblich reduzieren.

Ich halte nicht viel von Zwangsaussöhnungen mit ehemaligen Wegge-fährten oder Familienmitgliedern. In einem geschützten (Therapie-)Raum über die Vergangenheit zu sprechen, kann jedoch dabei helfen, das Erlebte aus Erwachsenenperspektive zu verstehen und zu integrieren. Auch in der Therapie von Frau Indermaur gab es diese Phase, wo wir uns ihrer Vergangenheit widmeten und die Muster, die sie geprägt hatten, erfassten. Neben der Familienkonstellation (Mutter, Vater, älterer Bruder) und der Rolle der einzelnen Familienmitglieder war die Scheidung der Eltern und das Verhältnis zu den beiden getrennt lebenden und so funktionierenden Elternteilen unser Thema.

Interessant in dem Zusammenhang war für mich auch, ob und wie sich Frau Indermaur ihrer Mutter gegenüber als Kind abgrenzte. War der Sprachgebrauch des Hochdeutschen Ausdruck ihrer Loyalität? Solidarisierte sie sich so mit ihrer Mutter gegenüber der Außenwelt? Ich werte es als sehr auffällig, wenn ein Kind, das in der Schweiz aufwächst, bis zum Alter von fünfzehn Jahren nur Hochdeutsch spricht und damit (unbewusst?) in Kauf nimmt, im sozialen Umfeld als Sonderfall dazustehen. Aus psychologischer Sicht ergibt sich dann zwangsläufig die Anschlussfrage: Wie grenzt sie sich denn als Erwachsene von der Mutter ab?

Auch die Abgrenzungsmöglichkeiten dem Vater gegenüber waren von Interesse. Mein Eindruck war, dass sie sich von ihrem Vater, den ich mir als mächtig und eher unbeherrscht vorstelle, kaum abgrenzen konnte. Was dieser Umstand damals und vor allem nun als erwachsene Frau mit ihr machte, besprachen wir in der Therapie. Manchmal passiert es mit dem Älterwerden, dass man einen Elternteil alters- oder krankheitsbedingt plötzlich als machtlos erlebt, was eine Rollenumkehr zur Folge hat. Auch das ist ein interessanter Umstand, den es zu besprechen gilt. Damit waren wir in einen für Frau Indermaur sehr wichtigen Themenkomplex eingetreten: das Sichabgrenzen und Loslassen. Das ist meiner Erfahrung nach für die meisten ein wichtiges Thema. Loslassen gehört zum Leben, für Eltern ganz besonders, aber auch für alle anderen Menschen. Dazu braucht es Abgrenzungsstrategien, und die lassen sich aus den mitgebrachten Einstellungen, Erfahrungen und Persönlichkeitseigenschaften entwickeln.

Die unverbesserliche Bergsteigerin

Das neue Jahr begann für mich mit guten Vorsätzen. Ich lief regelmäßig auf dem Laufband, wobei ich dies mehr aus Pflichtbewusstsein als aus Freude tat. Ich wollte fitter werden, denn heißt es nicht, dass ein gesunder Geist in einem gesunden Körper wohnt?

Um meiner Lust auf neue Herausforderungen gerecht zu werden, hatte ich mich berufsbegleitend zu zwei Weiterbildungen im Fernstudium entschlossen. Da war zum einen die deutsche Schreibschule, die mich vierzehn Monate beschäftigen würde und dank der ich meinen Schreibstil verbessern und neue Techniken lernen konnte. Zum anderen belegte ich an der Psychologischen Fakultät der Universität Berkeley einen sechsmonatigen Fernkurs zum Thema »happiness«, der neurologisches Wissen und Theorien aus verschiedensten Bereichen der Psychologie mit zahlreichen praktischen Übungen kombinierte und mir spannende Einsichten brachte. Beide Kurse dienten keinem besonderen Zweck, sie sollten mir einfach guttun.

Meinem Mann ging es gesundheitlich im Moment recht gut, nur der Weg zurück ins Arbeitsleben schien schwieriger als erwartet zu werden. Er war schnell erschöpft oder oft unmotiviert. Ich wusste nicht, wie ich ihm dabei helfen konnte, sah das aber im Moment auch nicht als so wichtig an. Ich vertraute darauf, dass sich das irgendwie schon regeln würde, und versuchte nicht, irgendetwas zu steuern. Das hatte ich in meiner Therapie gelernt.

Außerdem hatte bei meinem Mann bereits ein durchaus positives Umdenken stattgefunden: Er, der vor seiner Krankheit kaum zwei Wochen am Stück in die Ferien fuhr, weil er dachte, ohne ihn gehe es im Geschäft nicht, war nun plötzlich für häufigere und längere Ferien zu gewinnen. Und so gönnten wir uns zwischendurch einige kinderlose Tage in Florida. Dringendes konnte auch von dort aus erledigt werden, da wir unser Ferienhaus entsprechend eingerichtet hatten. Ich selbst kann, solange ich Zugang zu einem Computer habe, grundsätzlich überall arbeiten, denn meine persönliche Anwesenheit ist für meine Tätigkeiten eher selten nötig – ein Privileg, auf das ich nicht verzichten möchte.

Wieder zu Hause, war ich weiterhin gut drauf und auf dem Weg zur Besserung: Für einmal hatte ich kein Rückenzwicken, kaum Kopfweh, und selbst meine Psyche war recht sonnig. Ich setzte nun den Plan um, wieder mehr Sozialkontakte zu pflegen. In den letzten Jahren hatte ich aufgrund der Umstände einige Freunde verloren, ohne dass neue hinzugekommen wären. Aber wie knüpft man neue Freundschaften, wenn man selbst nicht ganz unkompliziert und sicher auch etwas wählerisch ist? So beschloss ich, erst einmal alte Beziehungen wieder zu intensivieren. Das war manchmal gar nicht so einfach. Spontan ging eher selten etwas, und auch Planen war schwierig. Irgendwie gelang es kaum, einen rund um unser Familienleben passenden Zeitpunkt zu finden, oder es war unklar, ob wir uns zusammen mit den Partnern oder mit der ganzen Familie treffen wollten oder doch lieber nur zu zweit. Meist landeten wir bei einem netten Nachtessen, bei dem sich die Gespräche nur um Belanglosigkeiten drehten. Verstehen Sie mich nicht falsch: Auch ich kann durchaus oberflächlich und unverbindlich sein, aber immer wenn ich mir tiefer gehende Gespräche wünschte, stand ich mir selbst im Weg – sobald es darum ging, mich zu öffnen, machte ich lieber dicht.

Doch während ich noch überlegte, wie ich mir wieder einen Freundeskreis aufbauen könnte, braute sich langsam eine neue Front zusammen: Mein Mann hatte eine kleine Leistenoperation vor sich, und verständlicherweise belastete ihn jeder Spitalaufenthalt, sei er auch noch so kurz. Die Operation verlief dann gut, aber ich litt mit ihm. Zudem besorgte mich, dass er mit der Essensaufnahme nicht zurechtkam: Ohne Magen sollte Philipp nun mehrmals über den Tag verteilt kleinere Portionen essen. Vormittags bekam er aber kaum einen Bissen runter und legte erst spätabends richtig los, mit verschiedenen Kleinmahlzeiten innert kürzester Zeit. Oftmals war ihm während des Tages einfach schlecht. Der Weg zur vollkommenen Gesundheit würde wohl noch eine Weile in Anspruch nehmen. Und obwohl die Ärzte gesagt hatten, dass er nun – nach der Entfernung seines Magens – wieder »gesund« sei: Konnten wir wirklich sicher sein, dass der Krebs nicht zurückkehrte?

Joshua war frustriert, weil er einige Prüfungen an der Uni nicht bestanden hatte und das Studium erst einmal abbrechen musste. Ich litt mit und versuchte umgehend, Lösungen zu finden. Patrik war gestresst, weil ein Rekrutierungstermin bevorstand und er auf keinen Fall ins Militär wollte. Außerdem hatte er starken Liebeskummer, da er seine Exfreundin wieder in seinem Leben haben wollte, diese davon aber im Moment nichts wissen wollte. Und dann wurde er auch noch krank und lag eine Woche fiebernd und hustend im Bett und kämpfte tapfer gegen eine »Männererkältung«. Zu alldem hinzu machte ich mir Sorgen wegen eines bereits entfernten Leberflecks, der wohl nicht ganz harmlos war, sodass noch einmal nachgeschnitten werden musste. Und dann bekam ich auch noch Krach mit meiner Mutter wegen eines Großmutterbesuchs. Wahrscheinlich zum ersten Mal in meinem Leben bot ich ihr richtig die Stirn, und Sturköpfe, die wir beide sind, sprachen wir wochenlang nicht miteinander – doch dazu später. Es ging also schon wieder los.

Erst verlor ich den Appetit, und plötzlich wachte ich morgens wieder erschöpft auf. Ich hatte das Gefühl, jede einzelne Körperzelle sei massiv gealtert. Im Geschäft standen dringende Projekte an, auf meinem Pult türmte sich die Arbeit, und dann waren da noch meine zwei Weiterbildungen, die ich so schnell wie nur möglich absolvieren wollte. Ich setzte mich selbst unter Druck, hetzte von einer Aufgabe zur nächsten und kam mir vor wie Sisyphos am Berg. Diese Misere hatte ich allerdings selbst geschaffen. Schließlich waren es meine eigenen Ideen, die mir ständig neue Aufgaben bescherten. Nicht nur, dass ich bei der Arbeit mehr als hundert Prozent geben wollte, ich überlegte auch permanent, wie ich etwas weiterentwickeln konnte – ob Vertriebskanäle oder die Kundenbetreuung, ständig schrieb ich neue Konzepte. Niemand zwang mich dazu! Auch dass ich die Fernkurse rascher abwickeln wollte als nötig, war nur mir und meinem Ehrgeiz zuzuschreiben. Wie bei einem Suchtkranken, der trotz des Wissens, dass es ungesund ist, seiner Sucht nachgibt, nur für diesen einen erfüllenden Moment, wenn die Droge oder Zigarette oder Süßigkeit ihre Wirkung tut. Meine Sucht war die Arbeit, die Erledigung einer selbst gewählten Aufgabe erfüllte mich, gab mir den Kick. Obwohl ich wusste, dass ich mich wieder einmal selbst überforderte, konnte ich es einfach nicht lassen.

Ich hatte mich immer – manchmal durchaus bewundernd – als eine Art Bergsteigerin gesehen. Ich hatte die nötige Ausrüstung, fühlte mich fit und wollte der Welt und mir beweisen, dass ich immer schneller immer höher hinaufkonnte. Ich trainierte hart, lernte alles, was wichtig war für die Besteigung, und suchte mir natürlich nicht irgendeinen kleinen unscheinbaren Berg aus, sondern am liebsten gleich den Mount Everest. Ich plante, bereitete vor und begann umzusetzen. Dabei war ich eine Einzelgängerin, die nichts und niemanden brauchte, sich selbst genug war. So musste ich dann halt auch das ganze Gepäck selbst schleppen. Schon nach den ersten Etappen stellte ich fest, dass die Sache wohl anstrengender war als gedacht. Aber hey, ich hatte den Aufstieg doch bereits begonnen! Klirrende Kälte, Schneegestöber, Teile der Ausrüstung verloren? Suboptimal, aber noch lange kein Grund, aufzugeben. Für jedes Problem fand ich flexibel eine Lösung. Nur darauf, dass die Luft immer dünner wurde, war ich nicht gefasst. So stolperte ich atemlos weiter und musste immer längere Pausen einlegen. Dass meine Energie schwand, wollte ich einfach nicht wahrhaben und kämpfte immer weiter. Bis gar nichts mehr ging und ich gerettet werden musste. Geschwächt, wie ich war, trug man mich ins Tal, um mich auf der Pflegestation aufzupäppeln. Da ich brav mitarbeitete an der Wiederherstellung meiner Gesundheit, war alles gut. Doch bereits auf dem Krankenbett verspürte ich die Sehnsucht nach dem nächsten Gipfel und begann heimlich, wieder zu planen. So oft, bis es endlich auch mir unheimlich wurde. Was war es nur, das mich so trieb?

Wenn ich es nicht wusste, wie konnten dann Außenstehende begreifen, warum ich in meiner Welt tat, was ich tat? Weshalb ich nicht einfach weniger machte und neben meinem Job in unserem Betrieb, meiner Weiterbildung, meinem Textbüro, meinem Was-auch-immer auch noch Websites entwerfen und Arbeitsprozesse umgestalten musste? Aber Erfolg zu haben, hatte für mich eben die gleiche starke Antriebskraft wie für den Bergsteiger, die Fahne in die Spitze eines Berges zu rammen. Eigentlich unsinnig und doch berauschend!

Philipp, der sich trotz seiner Einschränkungen tapfer dem Alltag stellte, machte sich auf zu einer Reise nach China, um Geschäftspartner zu besuchen. Während er weg war, meldete sich nun auch noch mein Bandscheibenvorfall zurück. Tageweise konnte ich kaum aufrecht gehen. Dieses Problem hatte sich schon vor Jahren bei mir entwickelt. Damals hieß es, ich könne versuchen, die Schmerzen mit einer Cortison-Therapie zu beseitigen. Dummerweise löst Cortison bei mir aber als Nebenwirkung einen depressiven Schub aus. Wenn es also ein Medikament gibt, das ich verweigere, so ist es dieses. Deshalb biss ich auf die Zähne und versuchte es mit Physiotherapie. Der ständige Schmerz tat meiner Stimmung aber nicht besonders gut.

Plötzlich sah ich wieder nur die dunklen Seiten des Lebens, so wie in der eindrücklichen Geschichte mit dem schwarzen Punkt, die ich irgendwo gelesen hatte. Dabei ging es um eine Professorin, die ihre Studentinnen und Studenten einer Prüfung unterzog. Sie hängte ein weißes A4-Blatt mit einem schwarzen Punkt in der Mitte auf und bat die Studierenden, einen Aufsatz über das zu schreiben, was auf dem Blatt zu sehen war. Nach einer Stunde sammelte sie die Aufsätze ein und las sie vor. Alle ohne Ausnahme hatten den schwarzen Punkt in allen Einzelheiten beschrieben. Obwohl neunzig Prozent der Fläche weiß waren, hatten sie sich auf den kleinen Anteil Schwarz konzentriert. Für diese Prüfung gab es keine Noten, sie sollte vielmehr eine Lehre fürs Leben sein: dass ein kleiner Störfleck manchmal mehr Aufmerksamkeit bekommt als das makellose Drumherum.

So war es auch bei mir: Wie oft ignorierte ich das große Helle und konzentrierte mich auf den kleinen schwarzen Punkt! Und in den interpretierte ich viel mehr hinein, als er hergab. Der kleine schwarze Fleck war für mich ein großer dunkler Berg, der mir das Sonnenlicht versperrte.

Tatsachen akzeptieren,
Probleme angehen

Herr Indermaur stellte sich inzwischen wieder mehr oder weniger intensiv dem Alltag. Wie alle Menschen nach einer ernsthaften Diagnose oder nach einer anstrengenden Behandlung musste er abwägen, wofür seine Energie reichte; das erfordert im Job, bei den Hobbys oder im Freundeskreis viel Flexibilität. Andere gewähren einem diese Flexibilität meistens, aber sich selber muss man auch eingestehen können, dass es gut wäre, vielleicht noch etwas zurückzustecken. Ein detailliertes Rezept für diese Phase kenne ich nicht, man muss einfach viel ausprobieren. Ich warne aber davor, sich zu überfordern, da es viel Zeit und Geduld braucht, bis der Akku wieder auf einem vernünftigen Niveau ist – und arbeiten mit einem leeren Akku ist eine große psychische Belastung. Körper und Psyche müssen sich wieder an die Belastungen des normalen Alltags gewöhnen, und dazu braucht es Ausdauer und Beharrlichkeit. Also lieber mit kleinem Pensum, dafür rascher wieder einsteigen. Denn zu Hause auf dem Sofa lässt es sich kaum einschätzen, wie es einem draußen im Job gehen wird.

Für Angehörige – das erlebe ich oft – ist es schwer, zu entscheiden, ob sie die Partnerin oder den Partner in dieser Situation entlasten oder zur Übernahme von mehr Verantwortung motivieren sollen. Wie viel Schonung braucht jemand, wie viel Belastung ist zumutbar oder tut sogar gut, weil das positive Erfahrungen ermöglicht? Keine einfachen Fragen, die von Fall zu Fall anders entschieden werden müssen.

Allerdings braucht es auch viel Selbstvertrauen, sich wieder mit den Belastungen des Alltags auseinanderzusetzen. Wer nicht betroffen ist, kann sich vermutlich kaum vorstellen, wie viel Mut es braucht, sich zum Beispiel nur aus der Nähe seines onkologischen Zentrums zu wagen. Ich kenne zahlreiche Patientinnen und Patienten, die nach Abschluss der Behandlung ihre Ferienwohnung in den Bergen monate- oder gar jahrelang nicht mehr aufsuchen, weil sie dann zu weit weg von der Klinik wären. Auch für Herrn Indermaur war der Einstieg in die Arbeitswelt nicht immer einfach – was für Frau Indermaur beispielsweise hieß, dass sie die von ihrem Mann übernommenen Aufgaben im Betrieb nicht so rasch zurückgeben konnte, wie sie gern gewollt hätte.

Wussten Sie, dass heutzutage fast jeder zweite Mann und jede dritte Frau im Verlauf ihres Lebens an Krebs erkranken? Die neuesten Zahlen zeigen, dass 47 Prozent aller Männer und 38 Prozent aller Frauen in der Schweiz an Krebs erkranken. Und die Zahlen steigen aus Gründen der demografischen Entwicklung und des medizinischen Fortschritts stetig. Wir sollten also meinen, dass Herr Indermaur sich in einer für unsere Gesellschaft typischen Situation befand. Trotzdem stelle ich immer wieder fest, wie wenig über diese Phase der Rückkehr in die Normalität bekannt ist und wie wenig sie in den Führungsebenen von Unternehmen und im sozialen Umfeld Beachtung findet. Betroffene hören gelegentlich Bemerkungen wie: »Du kannst froh sein, jetzt hast du alles hinter dir.« Aber vielleicht ging es ihnen besser, als sie in einer medizinischen Einrichtung umsorgt wurden und sich alle um ihre Gesundheit bemühten. Vielleicht können sie sich den Weg in die Normalität auch gar nicht so ohne weiteres vorstellen, weil sie selber nicht mehr die Gleichen sind.

Für uns Fachleute stellt sich jedenfalls immer häufiger die Frage, wie wir mit den sogenannten »cancer survivors« umgehen. Was braucht jemand, der eine Krebserkrankung überlebt hat, was braucht die Familie? Wir wissen, dass einige auch Jahre danach noch unter psychischen Beeinträchtigungen wie Ängsten, Schlafstörungen oder Müdigkeit leiden. Vielleicht können wir mit der geeigneten Betreuung nach oder während der medizinischen Behandlung dazu beitragen, diese Langzeitfolgen zu mindern. Mit diesem Fokus habe ich Frau Indermaur direkt, die andern Familienmitglieder indirekt begleitet.

Grundsätzlich unterscheiden wir in der Psychotherapie zwischen Problemen und Tatsachen. Tatsachen sind unverrückbar und wie Rahmenbedingungen einfach vorhanden in unserm Leben. Wir sollten uns nicht zu stark mit dem Kampf gegen Tatsachen beschäftigen. Probleme hingegen sollten wir angehen. Probleme von Tatsachen zu unterscheiden, fällt aber manchmal schwer, besonders wenn ein Patient in einer schwierigen Situation feststeckt. Hierbei kann der Betroffene von der Außensicht einer Psychotherapeutin profitieren, denn sie kann Aspekte aufzeigen, Dinge benennen oder einfach die richtigen Fragen stellen, um die Unterscheidung zwischen Problemen und Tatsachen sichtbarer zu machen.

Die Rahmenbedingungen zu akzeptieren und sich auf das Lösen der Probleme zu fokussieren, ist allerdings auch nicht ganz einfach. Das Auftreten einer körperlichen Erkrankung ist beispielsweise eine Tatsache, die meiner Erfahrung nach manchmal als Problem bezeichnet wird. Auch eine Krebserkrankung ist erst einmal eine Tatsache, aus ihr können sich allerdings verschiedene Probleme ergeben. Wenn zum Beispiel eine Patientin unter Erschöpfung und Müdigkeit leidet, unter einem eingeschränkten sozialen Umfeld oder darunter, dass sie momentan nicht arbeiten gehen kann, dann sind das Probleme, die wir in einer Psychotherapie bearbeiten können. Die Entfernung des Magens von Herrn Indermaur würden wir als Tatsache bezeichnen, wenn er jedoch Mühe hat, sein Essverhalten den Vorgaben seines Arztes anzupassen, dann bezeichnen wir das als Problem.

Ich erlebe es häufig, dass Einschränkungen bei der Nahrungsaufnahme echte Einschränkungen in der Lebensqualität mit sich bringen. Allein schon der wesentlich größere Zeitaufwand beim Essen macht ein Leben wie vor der Erkrankung unmöglich. Je nach Arbeitsalltag und -ablauf ist es nicht einfach, mehrere kleinere Mahlzeiten einzunehmen. Und nicht in jedem Beruf können Betroffene die Zeiten der Nahrungsaufnahme oder des Toilettenbesuchs frei bestimmen. Erst kürzlich musste eine Patientin, die in der Passkontrolle arbeitete, den Arbeitsplatz wechseln, weil sie aus Sicherheitsgründen nicht unangekündigt ihren Bereich verlassen durfte. Je größer zudem die Liste der Nahrungsmittel ist, die der Verdauungstrakt nicht verträgt, desto anspruchsvoller wird die Ernährung außer Haus.

Der Unterschied zwischen Problemen und Tatsachen macht auch wieder deutlich, wie wichtig die persönliche Einstellung zu einer Situation ist. Frau Indermaur erzählte mir, dass sie einen langen Sommerurlaub in Amerika vor sich habe. Das schien ihr bereits im Voraus gutzutun. Die Vorfreude auf die Auszeit half gegen ihre aktuellen Probleme. Trotzdem sahen wir immer wieder, dass es ihr phasenweise schlechter ging, sie Down-Phasen hatte und sich zum psychischen Tief ein körperliches hinzugesellte. Für Frau Indermaur, wie auch für mich, war der Zusammenhang zwischen der psychischen Belastung und den körperlichen Symptomen klar (wenngleich ich immer wieder aufs Neue froh war, dass sie die körperlichen Symptome hatte abklären lassen). Wir konnten deshalb daran arbeiten, dass sich die beiden Problemkreise Körper und Psyche nicht gegenseitig runterzogen.

Das Schreiben und die Beschäftigung mit dem Thema »happiness« tat Frau Indermaur dabei ganz bestimmt gut. Neue Gedankenmuster müssen ja eingeübt und trainiert werden. Der Kurs über Glücklichsein hatte in diesem Zusammenhang vermutlich mehr Auswirkungen auf den Alltag, als Frau Indermaur zunächst bewusst war. Es tut gut, sich mit dem Thema Glücklichsein und Zufriedenheit zu beschäftigen. Ich rate meinen Patienten auch nie vom Lesen populärwissenschaftlicher Ratgeberbücher ab – es sei denn, sie widersprechen meinem Verständnis von evidenzbasierter Medizin.

Mir geht ein Licht auf

Wieder waren einige Wochen vergangen. Die Stimmung meines Mannes hatte sich gedreht. Er war oftmals gereizt und einfach schlecht drauf. Er klagte jeden Abend über Übelkeit. Die Ernährungsrichtlinien, die er bekommen hatte, konnte oder wollte er nicht einhalten. Die ganze Familie versuchte, mit seinen Launen klarzukommen. Das war nicht immer ganz so einfach, denn manchmal wurde man grundlos angeblafft.

Mein Mittlerer hatte nun seine restlichen Lehrabschlussprüfungen hinter sich gebracht, wusste allerdings nicht, wie gut ihm diese gelungen waren. Statt Lernstress hatte er nun Angst vor dem Prüfungsresultat. Joshua beschloss, im Sommer sein Studium in Zürich fortzusetzen. Bis dahin aber war er recht anstrengend. Den lieben langen Tag schlief er oder machte Computerspiele, was ihn selbst unzufrieden werden ließ. Er stritt zu dieser Zeit viel mit seinem jüngeren Bruder oder seinem Vater. Dummerweise bekam ich jeden Streit mit, da ich ja meist zu Hause arbeitete. Und Streit mag ich überhaupt nicht!

Ich fühlte mich definitiv gestresst. Ich schlief zwar weiterhin lange genug, doch meine Träume waren intensiv und belastend. In ihnen verarbeitete ich vermutlich das Tagesgeschehen. Ohne wirklich zu wissen, was ich geträumt hatte, wachte ich morgens manchmal zitternd und tränenüberströmt auf und wusste im ersten Moment nicht recht, wo ich mich befand. Meine Gedanken kreisten weiterhin um schwarze Punkte, und die mir nur zu gut bekannte Abwärtsspirale drehte sich wieder einmal in voller Fahrt. Ich stellte meine Fähigkeiten im Beruf, als Mutter und Ehefrau infrage und zweifelte daran, überhaupt irgendetwas richtig anzupacken, hinterfragte sogar mein ganzes Leben. Ich verging in Selbstmitleid, und Selbstmordgedanken schossen mir durch den Kopf, wobei ich diese schon aus purer Feigheit recht schnell wieder verwarf. Ich reduzierte meine Teilnahme an gesellschaftlichen Anlässen, die mir eh nicht lagen, und zog mich auch privat zurück. Philipp fand, dass ich mich regelrecht »asozial« verhielt – in Anbetracht seiner Launenhaftigkeit fiel seine Kritik nicht eben sehr freundlich aus.

Er musste allerdings bereits seit einigen Jahren mit meinen Stimmungsschwankungen leben und war dabei sehr verständnisvoll. Er akzeptierte, dass eine Depression ein reales Problem ist, auch wenn er den Grund dafür nicht so recht verstehen konnte. Ich ja ehrlich gesagt auch nicht. Wie oft fragte ich mich, wie ich nur so unzufrieden sein konnte, wo es mir doch so gut ging. Im Grunde schätzte ich doch all das Positive, das mir bisher widerfahren war. Aber es gab eben auch diese dunklen Momente, Momente, die manchmal so aufwühlend waren, dass ich fast verzweifelte am Leben.

Immerhin schien ich mich im Laufe des Jahres aber etwas stabilisiert zu haben. Früher ergab ich mich der Abwärtsspirale und trudelte hilflos immer tiefer. Mittlerweile trudelte ich zwar auch noch, überlegte mir dann aber rasch, wie ich meine emotionalen Tiefs abfedern konnte. Ein Weg war: Ich durfte mich nicht im Problem verbeißen, sondern musste meinen Blick auf die Lösung richten.

Und so nahten im Auf und Ab langsam die Sommerferien. Wir planten eine größere Reise quer durch die USA, und ich freute mich auf die Abwechslung. Allein schon die Vorbereitungen stimmten mich fröhlich. Mit Frau Hürlimann hatte ich vereinbart, dass ich zuerst einmal diese Reise genießen wollte, um nach der Rückkehr an meinem Gleichgewicht zu arbeiten. Tatsächlich verlief alles sehr gut. Mit der ganzen Familie fuhren wir im Mietauto von Los Angeles nach Miami und teilten viele schöne Erlebnisse. Vor allem die eindrückliche Natur war Gold wert für meine Seele. Ich war von der Vielfalt der US-amerikanischen Landschaft einfach hingerissen. Die frische Meeresbrise der Westküstenstädte, gepaart mit der lockeren Art der Menschen Kaliforniens, ließ mich entspannt durchatmen. Der Besuch der Nationalwälder mit ihren riesigen Bäumen, die einfach alles in eine räumliche Relation setzen, faszinierte mich. Der endlose Trubel im nie schlafenden Las Vegas ließ meinen Adrenalinspiegel steigen. Und in der Wüste, die daran anschließt, konnte ich zur Ruhe kommen, denn diese karge, stille Landschaft gehört zu meinen Lieblingseindrücken in der Natur. Auch die Besichtigung des Grand Canyons lässt erahnen, wie gewaltig die Natur arbeiten kann und wie klein der Mensch in diesem Universum doch ist.

Ein wenig geschmälert wurde die Freude nur dadurch, dass Teenager und lange Autofahrten nicht wirklich kompatibel sind. Meine Kinder waren alles andere als begeistert über die langen Fahrten, die sie manchmal in Kauf nehmen mussten. Obwohl mein Mann und ich es sehr genossen, einfach so durchs Land zu gondeln, kürzten wir deshalb unsere Reise ab und fuhren etwas früher zu unserem Ferienhaus. Dort beruhigte sich unser Nachwuchs schnell, und faule Tage stimmten uns alle optimistisch.

Die vielen Eindrücke, die ich auf der Reise gesammelt hatte, hatten mich etwas geerdet. Und die Tatsache, dass ich in unserem Feriendomizil dank der Zeitdifferenz zu meinem Alltagsleben nur schwer erreichbar war, half ebenfalls. Ich konnte hier meinen

Tagesablauf ganz ohne Fremdeinwirkung oder Zeitdruck bestimmen, und das fühlte sich einfach nur herrlich an.

Leider haben aber auch die schönsten Tage ein Ende, und unsere Rückkehr führte in den üblichen stressigen Alltag. Patrik hatte seine Ausbildung zum Kaufmann mit einem erstaunlich guten Ergebnis abgeschlossen. Bereits während der Ausbildung hatte er ein kleines Handelsunternehmen für E-Zigaretten gegründet. Die Infrastruktur unseres Betriebes konnte er für den Verkauf und Versand seiner Waren nutzen. Sein Vater stellte das nötige Kapital zur Verfügung, und passende Räumlichkeiten konnten gleich neben unserem Hauptgeschäft zugemietet werden. Jetzt arbeitete er in seinem eigenen kleinen Geschäft und war deshalb guter Dinge, andererseits aber auch überfordert mit den vielen Details, die damit einhergingen. Mit Freude stand ich ihm bei und erledigte einige Arbeiten im Bereich Administration und Marketing. Da sein Geschäft noch im Aufbau war, musste sehr viel getan werden.

Eigentlich wäre dies Arbeit für eine Vollzeitstelle gewesen. Doch die neue Aufgabe faszinierte mich so sehr, dass ich es wieder einmal toll fand, wenn auch stressig, mich umfassend einzubringen. Da ich bei meinen anderen Jobs und Projekten – dem Schreibdienstbüro, dem technischen Handelsunternehmen, den Weiterbildungen – die Arbeit meist von zu Hause aus erledigen und selbst einteilen konnte, ging das schon irgendwie. Einzig meine vor kurzem aufgenommene Tätigkeit als Berufsbildnerin stellte mich vor Probleme, da ich nun fixe Unterrichtszeiten einhalten musste, die meinem eigenen Tagesrhythmus so gar nicht entsprachen. Doch junge, interessierte Kaufleute mit theoretischem Fachwissen auszustatten, machte mir viel Spaß. Es blieb für mich aber ein steter Kampf, morgens um sieben bereits aus dem Haus zu müssen.

Meine Schlafzeit hatte sich nach unserer US-Reise aus unerklärlichen Gründen um eine Stunde reduziert, und irgendwie fehlte mir diese von nun an jeden Tag. Ich wurde unruhig und glaubte, ein inneres Zittern zu spüren. Außerdem reagierte ich auf alles sehr emotional.

Ich wollte endlich an meinem inneren Gleichgewicht arbeiten und beschloss deshalb, in den Herbstferien noch einmal einige Tage ganz für mich allein in unserem Ferienhaus zu verbringen. Die Ruhe würde mir sicher sehr guttun. Kaum hatte ich diesen Plan gefasst, teilte mir meine Mutter mit, dass sie mich begleiten werde. Ich wollte das nicht, wusste aber, dass sie mich kaum verstehen würde. Leider hatte ich keine Ahnung, wie ich mich dagegen wehren könnte, zumal ich das Gespräch scheute. Etwas hatte ich inzwischen aber wohl doch dazugelernt, denn ich wendete einfach die gleiche Taktik an wie mein Mann: nichts sagen und abwarten. Während vieler Jahre hatte ich beobachtet, dass dies bei ihm meist zum Erfolg führte. Er liebte Harmonie und ließ sich oft gar nicht erst auf irgendwelche Themen ein, die diese gefährden könnten. Ich dagegen suchte immer sofort nach Lösungen, sobald ein Problem auftrat. Dann ruderte ich wie wild herum, organisierte und kommentierte und verkomplizierte die Situation damit meist. Ich beschloss also, meiner Mutter nichts zu entgegnen und einfach abzuwarten. Und siehe da: Ihre Pläne änderten sich, und sie begleitete mich nicht in diese Ferien. Ohne dass ich etwas sagen musste.

Bei den Gesprächen mit Frau Hürlimann stand nun die Frage nach der Kontakthäufigkeit und -intensität zwischen Töchtern und Müttern im Raum. Wir diskutierten darüber, was üblich oder unüblich ist und wie andere die Mutter-Tochter-Beziehung erleben. Klar war uns beiden, dass es mir gelingen musste, besser für mich einzustehen. Dies zunächst nicht generell, sondern erst einmal dort, wo es mir besonders wichtig war. Ein Gedanke, der mich von nun an intensiv beschäftigte. Manchmal schien mir, dass ich nach unseren Gesprächen noch mehr Probleme hatte als vorher. Solange bestimmte Themen nicht angesprochen wurden, konnte ich sie ja einfach ignorieren. Sobald sie auf dem Tisch lagen, musste ich mich zwangsläufig damit befassen. Überraschenderweise löste sich nach einigen Tagen nachdenken so manches Wölkchen plötzlich in Luft auf.

Überhaupt empfand ich meine Therapie als sehr hilfreich, da es nie ein Gespräch gab, das mich nicht nachdenklich gestimmt hätte. Frau Hürlimann brachte mich mit Fragen und Diskussionen dazu, selbst neue Wege zu suchen. Irgendwann bekam ich den Eindruck, dass meine Probleme wohl doch nicht so einzigartig waren, wie ich bisher gedacht hatte. Meine Psychologin wirkte nie ratlos und erkannte Situationen immer rasch – es schien in unseren Sitzungen nichts zu geben, das sie nicht schon einmal gehört hatte.

Jahrelang hatte ich mich gefragt, was mit mir nicht stimmte. In den letzten Monaten beschäftigte ich mich immer mehr damit, was mich eigentlich so durcheinanderbrachte. Ich las Romane und Fachliteratur und merkte nun immer häufiger, dass da Situationen beschrieben waren, die ich kannte, etwa wenn eine Protagonistin darüber nachdachte, aus ihrem bisherigen Leben auszusteigen und etwas anderes zu tun. Selbst in Songtexten fand ich mich wieder. Ergriffen lauschte ich einer Schweizer Sängerin, die sich fragte, ob ihr Partner wohl noch da wäre, wenn es ihr mal schlecht ginge. Und fühlte mich erkannt, wenn Sarah Connor sang, dass sie ohne erkennbaren Grund »close to crazy« sei – kurz davor, verrückt zu werden – und Angst habe, ihr Umfeld damit anzustecken. Jetzt ging mir ein Licht auf: Anderen schien es genau wie mir zu ergehen!

Veränderungen zulassen und fokussieren

Immer wieder war ich positiv erstaunt über Frau Indermaurs Selbsteinsicht. Sie erkannte nicht nur ihre Situation relativ gut, auch wusste sie eigentlich, was zu tun wäre. Aber Gewohnheiten zu ändern, fällt uns sehr schwer, weil wir eben, salopp gesagt, Gewohnheitstiere sind. Neurowissenschaftlich etwas ausgefeilter formuliert: Unser Gehirn strebt danach, möglichst viel im Routineprogramm zu erledigen. Wir müssen die Komplexität um uns herum reduzieren, indem wir Dinge, die wir kennen, ohne groß nachzudenken automatisch erledigen. Denken ist ein Kraftakt. Und nicht nur für die Menschen, denen wir unterstellen, sie seien zu faul zum Denken. Es ist vielmehr für uns alle neurobiologisch absolut sinnvoll, dass unser Gehirn Reize priorisiert. Auf Bekanntes groß zu reagieren, macht keinen Sinn. Deshalb läuft bei uns so viel in bekannten Mustern und unbewusst ab. Das bereits erwähnte Beispiel des Schaltens beim Autofahren zeigt die Sinnhaftigkeit der Routinen auf.

Die Automatismen sind dann nicht gut, wenn wir uns dysfunktionale, also ungesunde Verhaltensweisen angewöhnt haben. Mit ungesunden Verhaltensweisen meine ich nicht nur Rauchen oder meinen Schokoladenkonsum, sondern auch das Sich-zu-viele-Sorgen-Machen, Grübeln, Negativ-Denken. Wenn etwas oft durchgedacht wird, wird es als fester Ablauf gespeichert, der nur sehr schwer wieder gelöscht oder umprogrammiert werden kann. Ohne diese Automatismen wäre Psychotherapie weit weniger anspruchsvoll. Es braucht meist einen Anstoß von außen, um eine Veränderung herbeizuführen. Wer das Rauchen aufgibt, hat Routinen geändert. Wer Gedankenstopp-Techniken erfolgreich gegen Gedankenkreisen anwendet, hat ebenfalls eine ungesunde Routine geändert. Solche Gedankenstopp-Techniken beinhalten zum Beispiel das bewusste Fokussieren auf eine Sache – das kann das Hören eines Hörbuchs, das Führen eines Telefongesprächs oder auch einfach Lesen sein. Meine Aufgabe in der Psychotherapie ist, zuerst einmal ungesunde Gedankenmuster aufzudecken und danach zu zeigen, wie sie schrittweise geändert werden können – beziehungsweise dazu zu motivieren. Neue Gedankenmuster müssen sehr oft durchgespielt werden, damit sie sich setzen können. Das machten auch Frau Indermaur und ich immer wieder.

Auch wenn wir ein gutes Einvernehmen hatten und Frau Indermaur mit meiner Interpretation häufig übereinstimmte (schließlich wusste sie es ja eigentlich selbst), differierte unsere Wahrnehmung in einer Sache: Ich fand, dass Frau Indermaur, seit wir uns regelmäßig sahen, eine Veränderung durchgemacht hatte. Ihre Tiefs waren nicht mehr so tief und nicht mehr so anhaltend. Die Amplitude, also der Ausschlag nach oben und nach unten, war kleiner geworden. Sie selber teilte meine Ansicht allerdings nicht sofort.

Auf dem richtigen Weg

Ich steckte wieder einmal in einem Jammer-Modus. Mir war unwohl, und ich hatte Sodbrennen, fühlte mich müde und ausgelaugt. Der Gesundheitszustand meines Mannes schwankte, je nachdem wie es ihm nach der Nahrungsaufnahme ging. Und auch mein Jüngster stellte mich vor eine neue Herausforderung. Emanuel war nun in der Pubertät angekommen und schien ziemlich durcheinander zu sein. Er entwickelte auf einmal verschiedene Phobien, die ich nicht nachvollziehen konnte. Das Thema Sauberkeit war plötzlich höchst akut, und er fürchtete sich vor Keimen jeglicher Art. Ich sprach dieses für mich unverständliche Verhalten bei Frau Hürlimann an, und wir beschlossen, einige Wochen einfach abzuwarten, wie sich das Ganze entwickelte. Eine bewährte Taktik, denn alle meine Kinder funktionierten von jeher so, dass sie erst dann ein Problem angingen, wenn sie selbst dazu bereit waren. Es hatte gar keinen Sinn, sie zu etwas zwingen zu wollen.

Was mich betraf, taktierte Frau Hürlimann äußerst clever: Sie nahm ihre alten Notizen zu Hilfe und führte mir vor Augen, dass es mir bereits sehr viel besser ging als noch vor einem Jahr. Beispiele von früheren schwierigen Situationen, denen ich durchaus erfolgreich begegnet war, und die Tatsache, dass ich es geschafft hatte, auch einmal Nein zu sagen, nahmen mir jeglichen Wind aus den Segeln. Am Ende des Gesprächs verspürte ich tatsächlich so etwas wie Zufriedenheit. Es ging also doch vorwärts!

Meine Tage waren wie immer reich gefüllt, und ich kämpfte mich wie gewohnt durch zahlreiche Aufträge, die ich vor den Herbstferien noch erledigen wollte. Der Plan war, einige Tage mit meinen Söhnen in unserem Ferienhaus zu verbringen und anschließend zehn Tage allein dort zu bleiben. Philipp hatte beschlossen, uns dieses Mal nicht zu begleiten, da er im Geschäft an einigen Projektarbeiten beteiligt war, die er nicht versäumen wollte. Ich freute mich auf meine ersten Tage ohne Familie seit vielen, vielen Jahren. Gleichzeitig war mir ein wenig bange davor. Ganz allein würde ich wesentlich stärker mit mir selbst beschäftigt sein. Ob es mir wohl gelang, dies als angenehm zu erleben? Würde ich aus den Anstößen, die ich bei Frau Hürlimann bekommen hatte, Positives ziehen können?

Tatsächlich führten diese Solo-Tage zu einer leichten Verwirrung. Ich war froh, nur für mich schauen zu müssen, und vermisste gleichzeitig meine Lieben ganz schrecklich. Trotzdem zog ich täglich noch vor dem Frühstück entspannt meine Runden im Pool und nahm mein Frühstück mit Müsli und frischen Früchten genüsslich im Liegestuhl ein, während mich die Sonne wärmte und ich an meiner Bräune arbeitete. Dann setzte ich mich für zwei, drei Stunden an den Computer, schrieb einen neuen Text für meinen Blog, gestaltete eine Homepage um oder erledigte geschäftliche Korrespondenz. Schön war, dass ich mich hier an keinen Zeitplan halten musste, denn durch die Zeitverschiebung erwartete niemand, mich sofort zu erreichen, und ich selbst nahm mich da auch nicht so sehr in die Pflicht. Wollte ich einfach mal ein wenig auf dem Liegestuhl dösen, so tat ich das.

Was mir allerdings nicht gelang, war, Emanuel zu vermissen, da ich mit ihm gleich mehrere Stunden täglich per Skype in Verbindung stand. Er zelebrierte verschiedene seiner Ängste regelrecht, erzählte mir jedes Detail seines Tages und seine Gedanken dazu und forderte von mir konstante Bestätigung ein. Ich musste meine wertvollen Tage ein wenig um seinen Stundenplan herum orientieren, weil es mir wichtig war, für ihn da zu sein. Seine Brüder und sein Vater verloren aber langsam die Geduld mit ihm. Sie hatten kein Verständnis mehr für seine permanenten Wiederholungen und Fragen, auf die er die Antworten schon längst kannte. Ich schaffte es zwar immer wieder, ein wenig abzuschalten und meinen eigenen Vergnügungen nachzugehen, ging shoppen, wanderte durch das nahe Naturschutzgebiet oder spazierte den Strand entlang, bevor ich mich zum Abendessen mit Freunden traf. Eine völlige Entspannung war allerdings nicht möglich, da ich als Mutter zu sehr in der Pflicht stand, für meinen Sohn da zu sein. Es passte gut, dass ich nicht zu lange weg war.

Wieder zurück, freute ich mich auf das nächste Gespräch mit Frau Hürlimann, der ich viel Positives zu berichten wusste. Mir ging es endlich einmal richtig gut. Meine Familie freute sich, dass ich wieder zurück war – uns allen hatte diese Auszeit gutgetan. In den folgenden Tagen und Wochen wandelte sich einiges, wenn auch nur in ganz kleinen Schritten. So weigerte ich mich manchmal, etwas zu tun, das ich vorher stets ohne Murren erledigt hatte, und war es auch nur etwas so Simples wie den Abfall wegbringen, was ich nun meinen Söhnen übertrug. Oder ich ignorierte ganz einfach die Probleme anderer, anstatt sie wie früher zu kommentieren und gar zu lösen versuchen.

Nach wie vor unterstützte ich Patrik bei seiner Geschäftstätigkeit, wobei wir manchmal in hitzige Diskussionen gerieten. Er war sichtlich gestresst, da die Herausforderung, eine eigene Firma zu führen, für einen Achtzehnjährigen recht happig war. Ich wiederum war manchmal zu ungeduldig und verstand nicht, wie man die Notwendigkeit bestimmter Abläufe nicht einsehen konnte. Auch von meinem Mann hätte ich mir etwas mehr Engagement bei der Arbeit gewünscht. Er schien einfach nicht so richtig in seinen Alltag zurückzufinden – hier war ich wohl ebenfalls nicht ganz so einfühlsam, wie ich es hätte sein sollen.

Dadurch, dass ich mich etwas mehr auf mich konzentrierte, kümmerte ich mich weniger um das Wohlbefinden meiner Umgebung und dachte, dafür müssten die anderen selbst sorgen. Das brachte mir harsche Kritik meiner Mutter ein, deren Sorgen ich nun offenbar nicht mehr im gleichen Maß teilte. Sie meinte, dass mir meine Psychologin wohl nicht guttue. Kaum hatte sie diesen Satz ausgesprochen, dachte ich, dass das Gegenteil zutraf: Meine Psychologin tat mir sogar sehr gut! Ich erzählte Frau Hürlimann, was meine Mutter gesagt hatte und wie ich es empfand: dass es gut für mich war, mich nicht mehr für alles und jeden verantwortlich zu fühlen. Offenbar war ich auf dem richtigen Weg.

Zeit, einmal innezuhalten und einige Denkanstöße meiner Psychologin und daraus folgende Erkenntnisse genauer anzuschauen.

1 DENKANSTOSS

Persönlichkeit und Verhalten

»Personality doesn't change«, sagte ein früherer Vorgesetzter immer, wenn wir über andere Menschen und unsere mit diesen verbundenen Hoffnungen sprachen: Die Persönlichkeit verändert sich nicht. Die Persönlichkeit eines Erwachsenen ist relativ stabil, von seltenen Extremsituationen oder Krankheiten abgesehen – das sind psychoorganische Schädigungen, wie zum Beispiel ein Schlaganfall oder ein Hirntumor, oder extreme Erfahrungen, wie etwa eine lebensbedrohliche Gefangenschaft.

Bestimmt fragt sich jetzt der eine oder die andere aufmerksame Leserin, was wir Psychotherapeuten denn in der Therapie mit unseren Patienten genau machen, wenn die Persönlichkeit nicht so einfach verändert werden kann. Genau, wir arbeiten an der Einstellung oder am Verhalten. Und das Verhalten ergibt sich aus der Gleichung »Verhalten = Persönlichkeit × Situation«. Eine risikoscheue Person (= Persönlichkeit) geht vermutlich nicht Bungee-Jumping und macht kein Heliskiing in Kanada (= Situation). Die beiden Parameter Persönlichkeit und Situation sind also nicht unabhängig voneinander.

Allerdings ist es mit der Persönlichkeit so eine Sache. Wir können sie nicht exakt beobachten und beschreiben wie etwa die Schuhgröße oder das Körpergewicht. Genau das macht die Psychologie mitunter so spannend. Die Persönlichkeit ist ein sogenanntes Konstrukt, etwas, das nur ungefähr beobachtet, in das aber viel hineininterpretiert werden kann. In der Psychologie wurden aufgrund zahlreicher Studien einzelne Beobachtungspunkte definiert, mit denen sich eine Persönlichkeit einigermaßen zuverlässig beschreiben lässt. Ein solcher Beobachtungspunkt kann beispielsweise das Kontaktverhalten sein: Wie leicht fällt es einer Person, auf unbekannte Leute zuzugehen? Findet sie rasch die richtigen Worte, um ein Gespräch zu initiieren, oder wartet sie lieber ab? Fühlt sie sich schnell unwohl, wenn sie an einem neuen Ort ist und auf unbekannte Menschen trifft?

Aber zurück zur Psychotherapie: Die Einstellung eines Menschen zu einer Situation ist, wie gesagt, sehr wichtig. Bestimmte Umstände und Mitmenschen können nicht verändert werden, aber an unseren Einstellungen dazu können wir durchaus arbeiten. Das heißt, eine schwierige Chefin lässt sich nicht einfach auswechseln und der nervige Arbeitskollege wird sich keiner Gehirnwäsche unterziehen. Aber die Einstellung zum Nörgeln eines Chefs oder zur Oberflächlichkeit einer Kollegin lässt sich überdenken. Und dabei ist die sogenannte Selbstwirksamkeitserfahrung wichtig, das heißt, die Überzeugung einer Person, auch schwierige Situationen und Herausforderungen aus eigener Kraft erfolgreich bewältigen zu können.

Wer Veränderungen erreichen will, muss neue Denk- und Verhaltensweisen einüben und wird dabei die Erfahrung machen, dass er tatsächlich etwas bewegen kann. Mit dem Rauchen aufzuhören, fällt leichter, wenn man fest daran glaubt, es zu schaffen. Viele Patientinnen und Patienten haben eine geringe Selbstwirksamkeitserwartung, und dies haben sie bereits in der Kindheit erworben. Ziel der Psychotherapie kann es dann sein, diese Selbstwirksamkeitserwartung zu erhöhen, den Menschen also im Sinne eines Empowerments, einer Selbstermächtigung, zu zeigen, dass sie etwas bewegen können, weil sie die Fäden in den Händen halten. Eine schüchterne oder introvertierte Patientin motiviere ich zum Beispiel als Übung zu einem Small Talk auf der nächsten Party. Dabei hilft, wenn sie ein paar Beispielsätze wie Asse im Ärmel hat, die sie in dieser oder anderen Situationen einfach zücken kann. Wenn sie mit einigen vor dem Spiegel geübten Sätzen auf fremde Menschen zugeht und dabei die Erfahrung macht, tatsächlich ein paar Sätze wechseln zu können, dann ist das eine wertvolle Selbstwirksamkeitserfahrung. Das nächste Mal geht sie bereits etwas unverkrampfter in eine neue Situation und macht genau deswegen wieder positive Erfahrungen. Genauso kann es einem mit einer höflich formulierten Kritik in einem Restaurant ergehen, und das zu kalt servierte Menü wird vermutlich anstandslos gewärmt.

Das Gegenteil kann jedoch passieren bei einem vorschnellen Arbeitsunfähigkeitszeugnis: Gerade am Arbeitsplatz lassen sich meist rasch Selbstwirksamkeitserfahrungen sammeln. Wer im gewohnten Arbeitsumfeld spürt, dass er auf seinem Gebiet kompetent ist, kann positive Bewältigungserfahrungen sammeln. Wer aber gleich krankgeschrieben oder bei der kleinsten Krise heimgeschickt wird, hat diese Chance nicht. Das Gefühl der Unzulänglichkeit – das Gegenteil der Selbstwirksamkeitserfahrung – kann sich dann im Kopf festsetzen. Patienten in einer Krise rate ich deshalb, jetzt genau das zu tun, worin sie gut sind. Denn auf Erfolgen kann man spiralmäßig aufsteigen – so wie man auf der anderen Seite immer tiefer in einen Teufelskreis geraten kann. Das kennen Sie bestimmt alle. Auch die einfach klingende Übung, sich einmal gezielt auf die eigenen Erfolge zu besinnen, ist als Selbstwirksamkeitserfahrung hilfreich: Dabei lasse ich meine Patienten jeden Abend drei Erfolgserlebnisse notieren. Wenn Sie einmal, wie als Vorbereitung auf ein Bewerbungsgespräch, die eigenen Stärken und Erfolge auflisten, werden Sie merken, wie dies von innen Kraft gibt.

Frau Indermaur ermunterte ich zu sozialen Kontakten. Als sie auf andere Menschen zuging, machte sie die Erfahrung, dass sie offene Türen einrannte. Auch das Sich-abgrenzen-Können von ihrer Mutter war mit Selbstwirksamkeitserfahrungen verbunden. Zumindest für Frau Indermaur, denn ihre Mutter hat das höchstwahrscheinlich anders erlebt.

1 ERKENNTNIS

Auf der Suche nach meinem Ich-Faktor

Auslöser für meine Therapie bei Frau Hürlimann war die Situation, dass mein Mann an Krebs erkrankte. Diese Situation hatte unser aller Leben durcheinandergebracht. Meine Psychologin erklärte mir anhand einer interessanten Gleichung, dass die Persönlichkeit sich eigentlich nicht verändert und dass sie massiven Einfluss auf das Resultat einer Psychotherapie hat. Diesen »Ich-Faktor« brachte ich in die Therapie mit ein, und es ist von Vorteil, wenn man sich selbst so gut wie möglich kennt, um allfälligen psychischen Problemen zuvorzukommen oder ihrer Herr zu werden.

Ich interessiere mich schon lange für Psychologie und habe mich bereits während meiner früheren Behandlung mit meiner Persönlichkeit auseinandergesetzt. In den Therapiegesprächen bekam ich immer wieder neue Ideen zum Erfassen meiner Person. Ich kannte also meine Ängste, wusste, wie ich auf gewisse Situationen reagiere und wo meine Stärken und Schwächen liegen. Oder dachte es zumindest. Die Tatsache, dass ich vor ein paar Jahren in eine Depression gerutscht war, sprach dafür, dass ich wohl doch nicht so genau über mich Bescheid wusste. Die neu aufgetretene Krisensituation durch die Krankheit meines Mannes forderte nun, dass ich die Faktoren der Gleichung »Verhalten = Persönlichkeit × Situation« wirklich in den Griff bekam.

Für mich hieß das nun »ich × Krebs«. Dem Faktor Krebs wurde dank zahlreichen Ärzten gut Sorge getragen, und so konnte ich dieses Thema im Moment so stehen lassen. Das Resultat »Verhalten« war ebenfalls gegeben: Ich wollte gesund, gelassener und selbstsicherer werden. Einzig noch etwas unbekannt war also mein Ich-Faktor.

Ich lernte in den Gesprächen mit Frau Hürlimann, meine Persönlichkeit kritisch zu hinterfragen und dass man seine Einstellungen durchaus an neue Situationen anpassen kann. Bestimmt half es mir, dass ich im Grunde meines Herzens ein positiver Mensch bin. Ich gehe davon aus, dass niemand mir Böses will und am Ende immer alles gut wird. Oder dass es dann eben noch nicht das Ende ist, wie ein bekanntes Sprichwort sagt. Gleichzeitig hinterfrage ich aber stets alles und finde selten eine Antwort, die mich einfach ruhen lässt. Es scheint mir manchmal, dass ich selbst dann nicht zufrieden sein kann, wenn alles stimmt. Irgendwie schaffe ich es immer, sobald ich ein Ziel erreicht habe, mir neue, weiter entfernte Ziele zu setzen. An guten Tagen nenne ich das »ehrgeizig«, aber manchmal lasse ich mich durch mein eigenes Verhalten stressen. Die Diskrepanz zwischen dem, was mir in meinem Handeln bewusst war, und dem, was mein Unterbewusstsein steuerte, hatte vor Jahren dazu geführt, dass ich nicht mehr konnte. Nach meinem Zusammenbruch versuchte ich dann mein Glück erstmals mit einer Gesprächstherapie und konnte den einen oder anderen Gedanken mit auf den Weg nehmen.

Ich glaube, dass es sehr wichtig ist, einen guten Therapeuten zu finden, den man auch mag. Die Chemie muss stimmen. Und während es wohl die meisten Psychologen verstehen, das im Studium antrainierte Wissen schulbuchmäßig einzusetzen, gibt es auch solche, die darüber hinausgehen und nicht nur Basisgedanken vermitteln, sondern ihren Patientinnen und Patienten auch dabei helfen, diese selbständig weiterzuentwickeln, indem sie die richtigen Fragen stellen. Denn die Hauptarbeit zu meiner Genesung liegt immer bei mir – so toll ich es auch fände, wenn ich das delegieren könnte.

Viele Stunden des Nachdenkens später kannte ich nun viele meiner Mechanismen und wusste auch, welche dafür zuständig waren, dass ich damals nicht mehr konnte: mein Übereifer und meine ständige Suche nach Bestätigung. Die Ursache dafür kannte ich nicht. Und dann gab es auch noch den immer klarer zutage tretenden Unterschied zwischen meinem Selbstbild und dem Bild, das sich andere von mir machen. Während ich sehr genau wusste, dass ich oftmals unsicher war und Angst vor Zurückweisung hatte, sah mein Umfeld in mir etwas ganz anderes. Ich bin, wie gesagt, nicht die Powerfrau, die man in mir sieht. Wenn ich einen Raum betrete, wirke ich wohl eher etwas abweisend, was dazu führt, dass ich nicht angesprochen werde. Und weil ich selbst zu schüchtern bin, spreche auch ich niemanden an – Sie können sich nun sicher vorstellen, wie wenig ich öffentliche Anlässe oder gar Auftritte mag. Manchmal scheine ich Menschen sogar regelrecht einzuschüchtern oder zu überfordern mit meinem vermeintlich selbstsicheren Auftreten und meinen vielen Ideen im Kopf. Dabei habe ich einfach Freude daran, Ideen zu entwickeln und umzusetzen, und finde es sogar toll, wenn mir jemand konstruktiv-kritisch begegnet. Die Selbstsicherheit ist in Tat und Wahrheit reiner Selbstschutz: So wagt es niemand, mich anzugreifen.

In den Gesprächen mit Frau Hürlimann klagte ich darüber, dass niemand mich richtig wahrnahm. Sie legte mir nahe, mich selbst mehr ins Spiel zu bringen, damit es meinen Mitmenschen überhaupt möglich würde, mich besser kennen zu lernen. Statt nach außen so zu tun, als bräuchte ich niemanden, sollte ich etwas offensiver werden. Ich begann nach alternativen Strategien zu suchen. Ein simpler, aber sehr hilfreicher Tipp stammte dabei von meiner Psychologin: Ich fragte nicht mehr, ob man sich vielleicht mal treffen könne – und blieb damit in der sicheren Selbstschutzzone –, sondern schlug ganz gezielt Ort und Uhrzeit vor. Mittwoch, 16 Uhr, im Café Lindner. Zwar riskierte ich damit auch einmal eine Absage, lernte aber sehr schnell, dass ein Nein bei so konkreten Anfragen keine Zurückweisung meiner Person bedeutete, sondern dass nur der Termin nicht passte. Im Regelfall wurde mir sogar eine Alternative angeboten. So einfach konnte es also sein, wieder unter Leute zu kommen! Ich schaffte es sogar, neue Freunde zu finden – zuvor hätte ich mich nie getraut, ihnen eine Verabredung vorzuschlagen.

Natürlich bin ich noch lange nicht am Ende mit meinen Anpassungen und weiß, dass der Ich-Faktor eine große Variable ist, die aber dazu beiträgt, dass sich immer wieder neue Resultate ergeben.

2 DENKANSTOSS

Depressive Phasen

Depressive Phasen kennen viele Leute. Schließlich gehören Depressionen zu den häufigsten psychischen Erkrankungen. Das kann sich im Rahmen einer depressiven Episode abspielen, eine saisonale Komponente kann eine Rolle spielen, die depressive Stimmung kann mit Angstgefühlen gemischt sein oder sogar mit psychotischen Elementen. Einige leiden auch unter körperlichen Beschwerden, wie Frau Indermaur. Obwohl es so viele verschiedene Formen und Ausprägungen gibt wie verschiedene Menschen, die darunter leiden, müssen wir Fachleute das Ganze in vordefinierte Gefäße gießen und nicht zuletzt auch für die Forschung und für Versicherungen die Zustände von Patienten bestimmten Krankheitsbildern zuordnen.

Eine Depression ist gekennzeichnet durch eine niedergeschlagene Stimmung, durch Interessensverlust und Antriebsschwäche. Und darin liegt auch eine der großen Herausforderungen für die Betroffenen. Während sie am liebsten mit der Decke über dem Kopf im Bett bleiben würden, ist das Gegenteil meistens hilfreicher. Sowohl ambulant als auch in einer Klinik ermutigen wir die Patientinnen und Patienten, etwas zu unternehmen, soziale Kontakte und Hobbys zu pflegen. Wir nennen das »Aktivierung«. Die meisten versichern mir danach, dass es ihnen etwas besser geht. Auch hier greift die Selbstwirksamkeitserfahrung.

Gemein ist dabei aber, dass den, der in einer Depression steckt, eine solche Aktivierung gar nicht interessiert und er sich am eigenen Kragen packen muss, um wieder herauszukommen. In dieser Situation kommen einem aber kaum gute Ideen, und wenn doch, dann fehlt die Energie für die Umsetzung. Deshalb ist es sehr hilfreich, einen Plan zu haben. Solche Aktivierungspläne erarbeite ich zusammen mit den Betroffenen und mit der mir eigenen Hartnäckigkeit. Das können Vorsätze zur Ausübung eines Hobbys sein, eine vereinbarte Squash-Stunde, ein zu Hause bereitliegendes Puzzle, eine Teerunde mit einer Freundin oder ein Waldspaziergang. Wichtig ist, dass eine so geplante Aktivität verbindlichen Charakter hat, dass sie also auch wirklich umgesetzt wird.

Sobald jemand im Rahmen einer körperlichen Grunderkrankung oder einer Depression mit starken körperlichen Symptomen wie beispielsweise Rückenbeschwerden reagiert, ist die Aktivierung viel anspruchsvoller. Bei an Krebs Erkrankten ist dies häufig der Fall. Wer beispielsweise unter den Folgen einer Chemotherapie (Müdigkeit, Übelkeit, Schlaflosigkeit, Kälte- oder Hitzeüberempfindlichkeit, Schmerzen) leidet, dem fällt es schwer, geeignete Aktivitäten zu finden, die körperlich möglich sind und auch noch guttun. Da braucht es manchmal das Einbeziehen der Angehörigen in den Aktivierungsplan.

Unabhängig davon, ob es sich um eine depressive Episode gemäß international definierten Kriterien handelt oder um eine allgemeine Krise: Wenn jemand niedergeschlagen oder mutlos ist oder vielleicht gar nichts fühlt, kann der persönliche Leidensdruck enorm groß sein. Es hilft vielen Menschen, sich in dieser Situation jemandem anzuvertrauen. Einfach gehört zu werden, kann wohltuend wirken. Ich weise aber immer wieder darauf hin, dass von Angehörigen oder Freunden nicht erwartet werden darf, dass sie wissen oder gar nachfühlen können, wie es einem geht. Dazu ist vermutlich nur fähig, wer Ähnliches erlebt hat. Betroffene können erwarten, dass sie akzeptiert werden in ihrem Leiden, aber nicht, dass andere wissen, wie es sich anfühlt. Auch wenn Sie selber die eine oder andere Krise durchgestanden haben oder depressiv waren: Denken Sie daran, dass jede und jeder nur mit dem Kopf denkt und es äußerst schwer zu erfassen ist, wie andere sich fühlen und was sie deswegen tun sollten.

Krisen gehören zum Lebensweg fast aller Menschen. Es gibt keine Vorgaben, wie oft oder wie lange es einen treffen kann. Beispielhaft geraten wir in Krisen während und nach psychischen oder somatischen Krankheiten, bei Jobverlust, dem Tod eines nahestehenden Menschen, Schwierigkeiten im sozialen Umfeld, bei beruflichen Be- oder Überlastungen, bei Rollenkonflikten, Doppelbelastungen (Familie und Job) oder zu Beginn eines neuen Lebensabschnitts, wie zum Beispiel bei Berufseinstieg, bei der Geburt eines Kindes, der Pensionierung oder Heirat. Ich gehe davon aus, dass Krisen unvermeidbar sind und jeden treffen können. Eine Krise vergleiche ich häufig mit dem Schütteln einer Schneekugel, bei der es eine Weile dauert, bis sich der Schnee setzt und die Sicht wieder frei wird. Wer voll im Schneegestöber sitzt, kann sich kaum vorstellen, dass das irgendwann wieder aufhört. Nur in einem Punkt hinkt mein Vergleich: Bei einer Schneekugel ist die Dauer, wie lange die Flocken herumschwirren, abhängig davon, wie stark geschüttelt wird. Wovon hängt es aber bei der psychischen Krise ab? Darauf kann ich keine klare Antwort geben. Es wäre für viele Betroffene viel einfacher, wenn ich sagen könnte: »In drei Wochen haben Sie alles überstanden.« Ich vermute, die Dauer einer Krise hängt von den psychischen und sonstigen Ressourcen einer Person ab, also unter anderem von der Unterstützung, die sie dann genießt, und von den Vorerfahrungen, die sie gemacht hat.

Psychotherapeutische Gespräche und Themen eignen sich gut für die Behandlung von Depressionen. Neben dem Ziel, im Alltag möglichst gut zu funktionieren und die Lebensqualität zu steigern, bearbeiten wir in der Psychotherapie auch zugrunde liegende Muster. Zu einer Depression gehört das negative Selbstbild, die negative Sicht auf die Zukunft und überhaupt auf alles. Schuldgefühle und Selbstvorwürfe kommen oft dazu. Und bei all diesen Themen sollte ein Umdenken stattfinden. Häufig muss ein Patient lernen, sich selber gegenüber wohlwollender und fürsorglicher zu sein – wie eben auch Frau Indermaur. In einer Psychotherapie kann man lernen, mit diesen negativen Faktoren, den Selbstvorwürfen, dem kritischen Selbstwertgefühl und so weiter, besser umzugehen. Nebst der Behandlung einer Depression gehört zur Psychotherapie auch die Prophylaxe, es gilt also, Möglichkeiten zu entwickeln, einer nächsten Episode vorzubeugen.

Dann gibt es natürlich noch den pharmakologischen Ansatz, Depressionen mit Medikamenten zu behandeln. Die heutigen Antidepressiva, die sogenannten selektiven Serotonin-Wiederaufnahme-Hemmer, machen nicht abhängig und verändern den Patienten nicht. Sie greifen sehr selektiv in den Neurotransmitter-Stoffwechsel ein, indem sie einfach dafür sorgen, das körpereigene Serotonin im postsynaptischen Spalt länger verfügbar zu machen. Das bewirkt, dass sich der Patient eine dickere Haut zulegt und nicht mehr alles so nahe an sich herankommen lässt. Und das kann in einer depressiven Situation helfen. Negative Gedanken sind aus ein wenig Distanz besser auszuhalten. Ein solches Medikament verändert natürlich die schwierige Lebenssituation nicht, es macht keine Angehörigen wieder gesund und eliminiert auch keine bösen Vorgesetzten, aber es kann helfen, schwierige Situationen besser durchzustehen. So wie einem eine Krücke beim Gehen helfen kann, kann es sinnvoll sein, zeitweise auf ein Antidepressivum zurückzugreifen. Leider dauert es ein paar Tage bis Wochen, bis eine ausreichende Wirkung spürbar ist, und es braucht etwas Durchhaltewillen. Das gilt auch bezüglich möglicher Nebenwirkungen. Sie treten grundsätzlich nicht häufig auf und verschwinden oftmals nach ein paar Tagen wieder.

Wer auf die dunklen Wintertage oder schlechtes Wetter mit depressiven Gefühlen reagiert, dem empfehle ich ganz dringend den Einsatz einer Tageslichtlampe. Diese Lampen wirken sehr gut, sind nicht teuer und werden in der Schweiz sogar mit ärztlichem Attest von der Grundversicherung mitfinanziert. Wichtig ist, dass die Lampe eine ausreichende Beleuchtungsstärke aufweist (ich empfehle 10 000 Lux), die üblicherweise empfohlene halbe Stunde, die sie täglich eingesetzt werden soll, reicht sonst bei weitem nicht aus.

Bei den Entstehungsmechanismen einer Depression geht die Wissenschaft von genetischen Komponenten, das heißt von vererbten biologischen Einflüssen, aus und von psychologisch belastenden Lebenssituationen. Niemand kann also etwas dafür, an einer Depression zu erkranken. Wer in einer solchen Situation von unsensiblen Menschen umgeben ist und sich womöglich noch Vorwürfe anhören muss, dem empfehle ich folgendes leider nicht belegte Zitat von Sigmund Freud: »Bevor du dir selbst Depressionen oder Minderwertigkeitskomplexe diagnostizierst, stelle sicher, dass du nicht einfach von Arschlöchern umgeben bist.«

2 ERKENNTNIS

Steuern, bremsen, ignorieren

Sind Sie ein Genussmensch? Jemand, der Spaß hat an allem, was Adrenalin ausschüttet? Ein Mensch, der Freizeitparks mit riesigen Achterbahnen toll findet? Nun, ich bin es nicht. Ich gehe grundsätzlich sehr vorsichtig und überlegt an alles Neue heran und prüfe vorab alle denkbaren Risiken. Das führt dazu, dass ich mich nicht auf Achterbahnen wage, nicht Ski fahre, keine mir unbekannten Abkürzungen wähle. Damit nehme ich mir ziemlich sicher einiges an Spaß, aber ich bewege mich in meiner Sicherheitszone und bin damit meistens zufrieden.

Dummerweise lebe ich aber nicht komplett selbstbestimmt, so wie wir alle. Und manchmal nimmt die Fremdbestimmung überhand und zwingt mich dann eben doch, etwas anderes zu machen. Meine Depression war so ein unfreiwilliger Ausbruch, gegen den ich nichts tun konnte. Irgendwann in meinem Leben wurde der Schalter umgelegt, und ich fand mich in einer Dauerfahrt auf meiner persönlichen Achterbahn wieder. Ich habe noch immer keine Ahnung, was genau dazu geführt hat, dass ich plötzlich in einem dieser kleinen Wagen saß und die Bahn Fahrt aufnahm. Beim ersten Aufstieg war es mir etwas mulmig, doch ich beruhigte mich damit, dass alles gut war, schließlich lief die Bahn ja auf sicheren Schienen und wurde überwacht. Doch dann, am Zenit der ersten Steigung, rutschte mir mein Herz in die Hose. In einer höllischen Schussfahrt ging es einfach nur abwärts, immer tiefer, immer schneller. Panik ergriff mich, und ich wollte nur raus aus dem Wagen, zurück auf sicheren Boden. Aber ebenso wenig, wie ich aus einer fahrenden Achterbahn aussteigen könnte, schaffte ich es, aus meiner Gefühlsachterbahn herauszukommen.

Als ich vor einigen Jahren völlig neben mir stand und so weit war, dass ich einfach nichts mehr tun wollte als im Bett liegen, hatte ich das große Glück, einen sehr verständnisvollen Mann zu haben, der mich – ganz im Sinne der von Frau Hürlimann beschriebenen Aktivierung – zu Spaziergängen, Museumsbesuchen und anderen Dingen zwang, die mich damals eigentlich gar nicht interessierten. Er setzte alles daran, zu verhindern, dass ich den ganzen Tag nur grübelnd herumlag. Damals fand ich das einfach nur anstrengend. Nach und nach spürte ich aber, dass dies die richtige Taktik war. Mittlerweile weiß ich auch, wie schwierig es für ihn damals war. Er musste arbeiten gehen, sich um die Kinder kümmern und auch noch mich motivieren. Ein paar Jahre später konnte ich mich dann revanchieren und meinem Mann helfen, seine manchmal auch depressiven Phasen, die der Krebs mit sich brachte, zu überstehen – mit genau der gleichen Taktik.

Wie ungeheuer schwierig es ist, Aktivierungspläne zu schmieden, wenn es einem bereits schlecht geht, weiß ich also aus eigener Erfahrung. Das ist, wie wenn dich jemand auffordert, die Achterbahnfahrt selbst zu steuern, und behauptet, man müsse doch nur abbremsen. Mir gelang es erst Jahre später, Lenk- und Bremsmöglichkeiten zu entwickeln, und ich bin noch immer weit davon entfernt, sie auch konsequent zu nutzen, wenn es nötig wird. Eines aber wirkt bei mir immer: regelmäßige Treffen mit Freundinnen; sie können mich zwar nicht aus meiner Achterbahn befreien, aber neben mir Platz nehmen und damit meine Schwankungen etwas ausgleichen. Ich bin Frau Hürlimann sehr dankbar, dass sie mich in unseren zahlreichen Gesprächen dazu gebracht hat, meine Sozialstrategie zu überdenken und auf andere offener zuzugehen. Um da hinzukommen, braucht es aber viel Zuversicht und Geduld. Und es heißt aktiv bleiben, sogar dann, wenn einem nicht der Sinn danach steht.

Eine andere für mich ungemein wichtige Stütze ist mein Medikament. Das Antidepressivum nehme ich seit meiner Erschöpfungsdepression, dem Burn-out, täglich brav ein. Es ist meine persönliche Psychokrücke. Vielleicht denken Sie, so etwas würden Sie nie nehmen? Damit sind Sie nicht allein. Immer wieder gerate ich in Diskussionen zu diesem Thema, sei es im privaten oder im beruflichen Umfeld. Oft höre ich dabei, dass die Einnahme von Psychopharmaka ein Indiz für Versagen sei. Wenn man es nicht schaffe, sein Leben selbst in den Griff zu bekommen, dann sei das bedenklich. Über Betroffene – die bei derartigen Gesprächen natürlich nicht anwesend sind – heißt es dann, er oder sie solle »halt nicht so dumm tun« und müsse sich »einfach zusammenreißen«. Schließlich sei das nur Getue und »dieses Burn-out« bloß eine Modeerscheinung. Solche Besserwisserei macht das Ganze noch schlimmer und lässt leise Selbstzweifel schnell brüllend laut werden. Dann sitzt du grübelnd da und fragst dich, weshalb du schlecht drauf bist, obwohl doch offenbar alles so gut ist. Und weshalb es allen anderen besser geht.

Tatsächlich geht es aber vielen anderen auch nicht besser! Das hat den positiven Effekt, dass das Verständnis für das Krankheitsbild Depression zwangsläufig wachsen wird und die Besserwisser irgendwann mundtot gemacht werden können. Allerdings wird es bis dahin noch eine Weile dauern, und so lange müssen wir Abwehrmechanismen entwickeln. Ich selbst vermeide deshalb das Thema Depression ebenso wie sonst die Themen Geld, Lohn und Militär, wenn ich mit jemandem aus der Gruppe der Besserwisser spreche. Wenn ich aber auf jemanden mit einer ähnlichen Erfahrung treffe, rede ich. Nach und nach habe ich gelernt, solche Menschen zu orten, und sehr vorsichtig begonnen, dieses heikle Thema anzusprechen, wenn es mir angebracht schien. Und siehe da, ich war nicht allein. Wenn wir Verständnis füreinander aufbringen, hilft dies. Ebenso wie hin und wieder ein guter Tipp, wie man sich selbst auffangen kann.

Ich habe auch die Erfahrung gemacht, dass wir, wenn wir offener mit unserer Depression umgehen, viel Unterstützung im Sinne der vorher genannten Aktivierung bekommen. So passiert es mir ab und zu, dass mein Gegenüber merkt, dass es mir nicht so gut geht – und dann werde ich gleich zu einem Kaffee eingeladen oder zum Joggen im Wald (dazu, dass ich mich zu Letzterem hätte hinreißen lassen, ist es aber noch nicht gekommen). Und wir empfangen ja nicht nur, sondern senden auch. Ich freue mich immer, wenn ich es schaffe, mit jemandem, dem es nicht so gut geht, zu sprechen, und sich dieser am Ende des Gesprächs dann besser fühlt.

Wenn wir einmal so weit sind, dass wir offener mit dem Thema umgehen können, werden auch Psychopharmaka kein rotes Tuch mehr sein. Solange es aber als Schwäche gilt, sich Unterstützung für die Psyche zu holen, versuchen viele, ihr Medikament so schnell wie möglich wieder loszuwerden. So ein Unsinn! Wenn ich mir ein Bein breche und einen Gips angelegt bekomme, nehme ich den doch auch nicht ab, bevor alles wieder gut ist. Und niemand sagt mir, dass der Gips ein Zeichen von Schwäche sei und ich halt die Zähne zusammenbeißen und ohne Gips herumlaufen solle. Bei Krankheiten wie Diabetes käme auch niemand auf die Idee, vorzuschlagen, das Insulin abzusetzen, weil es auch ohne gehe. Einzig bei Antidepressiva ist das verbreitet.

Ich verzichte nur allzu gern auf Chemie und habe wirklich keine große Lust, Tabletten zu schlucken. Mein Antidepressivum nehme ich jedoch regelmäßig ein, weil ich es brauche. Wenn der Zeitpunkt gekommen ist, meinen mentalen Gips aufzuschneiden und die Tabletten wegzulassen, werde ich dies tun. Und bis dahin schäme ich mich kein bisschen dafür. Aus meiner Sicht liege ich absolut richtig mit der Kombination aus Medikament und Gesprächstherapie. Ich glaube aber auch, dass es absolut richtig ist, sich auf alle möglichen Versuche einzulassen und diesen unvoreingenommen zu begegnen. Dem einen mag ein Jobwechsel oder der Ausbruch aus seiner Beziehung helfen, andere wiederum gehen zur Kirche oder nehmen ein Sabbatical. Jeder findet wohl selbst den Schlüssel, wie er in der Achterbahn überlebt.

Übrigens: Der Tipp mit der Lichtlampe ist toll, sie wirkt gerade dann, wenn keine Sonne scheint oder einem der Nebel aufs Gemüt schlägt. Allerdings fehlt darauf ein Warnhinweis. Sie sollte auf keinen Fall nach vierzehn Uhr benutzt werden, sonst gibt es abends Probleme beim Einschlafen. Trotz aller vielleicht auftretenden Zweifel: Licht tut gut.

3 DENKANSTOSS

Body-Talk – Wenn der Körper spricht

»Ich habe wieder meine komischen Halsschmerzen, können Sie mir bitte einen Termin geben?«, so meldet sich ein langjähriger Patient von Zeit zu Zeit. Wenn es jeweils wieder so weit ist, wissen wir, dass ihn etwas belastet und sich im Hals bemerkbar macht. Es fühlt sich für ihn an wie eine beginnende Erkältung, die dann aber glücklicherweise nie ausbricht. Trotzdem beeinträchtigen diese Beschwerden seine Lebensqualität. Mit der Zeit haben wir gelernt, dass es sich um ein Warnzeichen seines Körpers handelt, und obwohl es ihm insgesamt gut geht, hält das Leben manchmal Zusatzbelastungen bereit in Form von nicht zufriedenstellend laufenden Projekten oder einer mühsam zu ertragenden Schwiegermutter oder verletzten Füßen, die das Hobby Wandern erschweren. Zwei bis drei Termine reichen dann jeweils, um den Kopf wieder freizukriegen, die Situation zu analysieren, die Probleme zu priorisieren und allenfalls Entscheidungen zu fällen.

Wem der Körper bei psychischen Belastungen Hinweise in Form von Beschwerden gibt, der kann eigentlich froh sein über dieses Warnsystem. Üblicherweise hat jeder Mensch ein individuelles Organsystem, das auf psychische Belastung reagiert; es gibt Leute, die haben dann Kopfschmerzen, Nackenverspannungen, der Magen reagiert, oder Durchfall limitiert sie. Solche Beschwerden machen mir immer wieder deutlich, dass der Körper und die Psyche eine Einheit sind und wechselwirkend reagieren. Wer das weiß und entsprechend organisiert die psychischen Beschwerden angeht, kann das Beste daraus machen und die körperlichen Beschwerden als Frühwarnsystem ansehen. Belastend wird es, wie gesagt, wenn nicht klar ist, ob die körperlichen Beschwerden wirklich Ausdruck der psychischen Situation sind. Diese Unsicherheit und die Angst vor einer körperlichen Erkrankung wirken dann wie ein Teufelskreis und erhöhen den wahrgenommenen Stress.

Bei Frau Indermaur war es so, dass vor allem ihr Magen-und-Darm-Bereich stark reagierte. Sie schien mir nicht allzu beunruhigt, aber doch besorgt. Deshalb riet ich zur Abklärung bei ihrem Hausarzt. Die sogenannten abwendbaren schlimmen Verläufe müssen in einer solchen Situation herausgefiltert und angegangen werden. Und vor allem bei Patientinnen oder Patienten, deren psychische Beschwerden sich körperlich äußern, will ich ja nicht riskieren, etwas zu übersehen. Da die Abklärung bei Frau Indermaur medizinisch nichts Auffälliges ergeben hatte, konnten wir davon ausgehen, dass sich eine psychische Belastung in Form von körperlichen Symptomen zeigte. Frau Indermaur ließ sich durch die Ergebnisse und die Rückmeldung ihres Hausarztes beruhigen. Das wiederum war für mich ein wichtiges Signal und half bei der Abgrenzung zu einer anderen psychischen Erkrankung: der Somatisierungsstörung. Würde sie darunter leiden, hätte sie sich nicht beruhigen lassen, denn bei einer Somatisierungsstörung gibt es für die körperlichen Beschwerden zwar auch keinen organisch fassbaren Befund, die betroffene Person würde sich jedoch massiv unverstanden fühlen und käme deshalb in einen regelrechten Teufelskreis: Sie kann die Entwarnung nach einer Abklärung nicht annehmen und macht sich noch größere Sorgen, es würde etwas übersehen. Das führt zu Abklärungen bei weiteren Fachärzten. Auf den finanziellen Aspekt möchte ich hier gar nicht erst eingehen, denn es ist nachvollziehbar, wie groß die Belastung für diese Menschen ist. Sie sind besorgt um ihre Gesundheit, die Ärzte finden nichts, sie machen sich noch mehr Sorgen, dadurch verstärken sich wiederum die wahrgenommenen körperlichen Symptome und so weiter.

Ziel der Psychotherapie ist das Durchbrechen von gedanklichen Abwärtsspiralen durch das Aufzeigen der Mechanismen, die dazu geführt haben. Und zwar egal, ob es sich um eine Somatisierungsstörung handelt oder, wie bei Frau Indermaur, darum, dass sich psychische Belastungszustände in Form von körperlichen Symptomen zeigen.

Ich habe viel Verständnis dafür, dass Menschen in einer solch ausweglos erscheinenden Situation viel ausprobieren. Auch das Stärken der Selbstheilungskräfte durch Alternativmediziner kann da nicht falsch sein. Bedenken habe ich in zwei Punkten: Einmal kann zu viel unternommen werden. Die gleichzeitige Anwendung verschiedener Therapien kostet, wie gesagt, Zeit und Geld, und am Schluss weiß dann doch niemand, was geholfen hat. Und der zweite Punkt, der mir Mühe bereitet, sind die manchmal grotesken Ursachen, die einige Patienten ihren Beschwerden zuschreiben. Aussagen wie »Ich habe halt Tintenflecken in der Aura« bringen mich nicht weiter. Wenn eine alternativ arbeitende Therapeutin damit etwas anfangen kann, dann ist der Patient bei ihr besser aufgehoben. Oder sie sagen, Rückenschmerzen zeigten halt, dass sie zu viel Last schultern müssten, und Magenschmerzen bedeuteten, dass sie zu viel runterschluckten. Solche Ursachen ließen sich bei jedem und jeder von uns finden. Wir alle haben Druck und müssen hin und wieder was schlucken.

Mühe bereitet es mir aber auch, wenn etwa Brustkrebspatientinnen suggeriert bekommen, dass sie halt zu wenig zu sich geschaut hätten und deshalb an Brustkrebs erkrankt seien. Ich erinnere mich an eine Patientin, die enorm viel allein stemmte: Zum Zeitpunkt der Diagnosestellung verlor ihr Mann seine Stelle und war sehr auf sich fokussiert, die beiden pubertierenden Kinder hatten Probleme in der Ausbildung, sie selbst arbeitete Schicht, und zwar während der ganzen Behandlungszeit. Unterstützung erfuhr sie kaum. Und dabei belastete sie die Aussage einer Therapeutin sehr, die ihr erklärt hatte, die Brust sei das urweiblich Nährende und dass sie Brustkrebs habe, bedeute, dass sie sich nicht »genährt« habe. Also war die Frau auch noch selber schuld an ihrer Misere. Verständlich, dass sie kaum Hilfe in Anspruch nahm.

3 ERKENNTNIS

Mein Knall als Chance

Seit vielen Jahren ist das bei mir Programm: Es zwickt hier, es rumort dort – und wenn ich meine Symptome einem Arzt berichte, sieht der mich ratlos an, denn er findet keine organische Erklärung für die Beschwerden. Ich weiß ja theoretisch schon, dass mein Körper darauf reagiert, dass ich manchmal einen leichten Knall habe. Auch ist mir bekannt, dass Rückenleiden einen psychischen Ursprung haben können und dass der Verdauungsapparat eine Art emotionales System ist, das auf Stress sehr rasch reagiert. Und ich höre gespannt zu, wenn mir jemand sagt, mein chronischer Schnupfen rühre sicher daher, dass ich von etwas die Nase voll hätte.

Zu Beginn meiner körperlichen Probleme bin ich noch brav zum Arzt gepilgert und wurde dann von einem Spezialisten zum nächsten überwiesen. Mittlerweile kenne ich Fachärzte aus fast allen Bereichen, selbst solche, denen ich lieber nicht begegnet wäre. Zum Beispiel dem Neurologen, den ich wegen meiner starken Kopfschmerzen konsultierte und der mich über längere Zeit in Angst und Schrecken versetzte mit der Aussage, dass auf dem Röntgenbild ein verdächtiger Schatten zu erkennen sei. Mehrfache Nachkontrollen zeigten diesen Schatten weiterhin, doch es gab dazu nie einen klaren Befund. Der Arzt sagte mir, dass es so etwas manchmal gebe und ich mir keine Sorgen machen, aber dennoch regelmäßig zur Kontrolle kommen solle. Irgendwann habe ich gemerkt, dass die Schulmedizin mir nicht so richtig helfen kann, und damit begonnen, alternative Methoden zu testen. Ich war bei Homöopathen, Kinesiologinnen, Akupunkteuren und Hypnosetherapeutinnen und bei Ärzten für Allergieabklärungen. Jeder von ihnen konnte zwar das jeweilige Problem erkennen, nicht aber die Ursache für meine vielen körperlichen Leiden. Und entsprechend wurde mir nirgends Heilung angeboten.

Als mein Mann dann krank wurde, hielt ich es für angebracht, mich mehr auf ihn als auf mich zu konzentrieren. Ich hatte ohnehin keine Lust mehr, lösungslos mit meinen Zipperlein beschäftigt zu sein, und da ich ja nun recht häufig meinen Mann zu Ärzten begleitete, wollte ich nicht noch öfter welche sehen. Ich beschloss, nur noch in Notfällen einen Arzt aufzusuchen. Chronische Beschwerden wie den Dauerschnupfen, Verdauungsprobleme oder die Rückenschmerzen akzeptierte ich einfach und arbeitete selbst an ihnen. So trainierte ich meinen Rücken im Fitnesscenter mit einem speziellen Programm und ging regelmäßig zur Massage. Die meisten Verdauungsprobleme bekam ich mit pflanzlichen Produkten in den Griff.

Den Anstoß zu diesen Lösungen gab mir die Psychotherapie, durch die ich lernte, mich selbst besser einzuschätzen und auf meine Symptome zu reagieren. Ich ging achtsamer mit mir und meinem Körper um. Aber auch der Besuch beim Alternativmediziner führte zu guten Resultaten (so ungern meine Psychologin dies vielleicht hören mag). Ich bin im Grunde ein rational denkender Mensch und akzeptiere meist nur, was ich auch verstehe. Alternativmedizin gehört eigentlich nicht dazu. Die Behandlungsmethoden des Arztes – sei es neurolinguistisches Programmieren, Bioresonanztherapie oder Nahrungsergänzungen – ließen mich ab und zu eine Braue anheben, aber irgendwie schienen sie zu wirken. Offenbar ist ihm gelungen, meine Selbstheilungskräfte zu aktivieren. Oder sollte doch der Zufall mitgespielt haben und es wäre mir so oder so besser gegangen? Ich weiß es nicht, hinterfrage es aber auch nicht weiter.

Was ich weiß, ist, dass mein Körper schon immer seine Momente hatte, in denen er seinen Body-Talk anwendet oder, wie ich es ausdrücke, »durchknallt«. Und diesen Knall empfinde ich nicht mehr als Bedrohung, sondern akzeptiere ihn als Teil meiner Persönlichkeit und kann entsprechend gelassener damit umgehen.

Ein wirklich gutes Gefühl

In den Therapiegesprächen stellte ich mich nun immer mehr Themen, die ich vorher gemieden hatte, und tat Dinge, die ich vorher nie gewagt hätte. Dazu gehörte auch der lange Streit mit meiner Mutter vor ein paar Wochen. Ich hatte meinen Standpunkt verteidigt, obwohl das ein langes Schweigen nach sich zog. Das war für mich etwas ganz Neues!

Damals war es darum gegangen, dass ich meine kranke, in Deutschland lebende Großmutter besuchen sollte. Ich gestehe, dass ich meine Weigerung selbst ziemlich egoistisch fand, aber als Kind hatte ich ein traumatisches Erlebnis: Meine Urgroßmutter war eine sehr starke Persönlichkeit gewesen, und ich liebte sie heiß. Doch als ich sie kurz vor ihrem Tod ein letztes Mal besuchte, fand ich statt der fröhlichen Uroma ohne Vorwarnung eine kleine, schwache, zerbrechliche Frau vor. Ich war schockiert, und dieses Bild hat sich tief in mir eingebrannt. Und nun sollte ich zu meiner Großmutter, der es gesundheitlich sehr schlecht ging und bei der das Schlimmste befürchtet wurde. Auch sie mochte ich sehr, wollte aber das Bild, das ich von ihr im Herzen trug, auf keinen Fall zerstören. Meine Mutter appellierte an meine Manieren und daran, was »man« in einer solchen Situation eben tun müsse. Unsere Positionen waren unvereinbar, und ein Wort gab das andere.

Von klein auf hatte ich immer versucht, meiner Mutter zu gefallen, und mir Mühe gegeben, mit sehr guten Leistungen ihrem

Ideal zu entsprechen. Dass ich dieses Verhaltensmuster noch immer in mir trug, wusste ich inzwischen. Zudem war da noch mein Vater, für den ich einfach nie gut genug sein konnte. Trotz meiner Gedächtnislücken erinnerte ich mich, wie ich von ihm den ersten großen Dämpfer bekommen hatte. Mein Vater hatte meinem Bruder Geld versprochen für tolle Noten. Jede Sechs – in der Schweiz auch damals die Bestnote – sollte großzügig belohnt werden. Am Zeugnistag kam mein Bruder mit einem nicht schlechten, aber auch nicht überragenden Zeugnis nach Hause und erhielt die versprochene Belohnung. Ich hingegen hatte mein allererstes Schulzeugnis überhaupt bekommen und präsentierte meinem Vater nun stolz meine drei Noten: zwei Sechser und eine 5,5. Natürlich erwartete ich ebenfalls eine Belohnung oder doch zumindest Lob. Beides blieb aus, und ich lernte an diesem Tag, dass ich einfach noch besser werden müsste. Nicht lange danach trennten sich meine Eltern, und ich ging, wie gesagt, als Neunjährige mit meiner Mutter, mein Bruder zog zum Vater.

Mir ging es sehr gut bei meiner Mutter. Wir zogen mit ihrem neuen Partner zusammen, und das war für mich okay. Sie arbeitete zwar, doch immer so nah bei unserem Zuhause, dass ich jederzeit zu ihr konnte. Sie gab immer ihr Bestes, und ich finde, dass sie ihren Mutter-Job sehr gut gemacht hat. Allerdings war es eben auch Teil ihrer Erziehung, dass ich zu tun hatte, was sie erwartete. Gelang dies nicht, weil ich es nicht konnte oder aber – schlimmer noch – weil ich es nicht wollte, schimpfte sie nicht, sondern reagierte mit Niedergeschlagenheit und machte mir so ein schlechtes Gewissen. Statt den Schlägen, die es beim Vater gegeben hatte, setzte es Schweigen. Da ich das mindestens so unangenehm fand, versuchte ich jeweils möglichst rasch, wieder Ruhe ins System zu bringen. Wie oft entschuldigte ich mich für Dinge, die ich eigentlich richtig fand!

Während der Teenagerzeit war ich ganz bestimmt keine reine Freude, und es gab öfter Streit, vor allem der Partner an Mutters Seite und ich gerieten uns immer wieder in die Haare, sie musste dann den Puffer spielen. Keine leichte Aufgabe. Nach Abschluss der Schule zog es mich dann schnell fort. Zum einen kannte ich Philipp bereits und wollte mit ihm zusammenziehen. Zum anderen bekam ich zu Hause immer zu hören: »Wer zahlt, befiehlt!« Grund genug, das Weite zu suchen und selbst zu bestimmen, was ich tun wollte und was nicht. Die ungewohnte Distanz zu meiner Mutter war für mich wertvoll, und dennoch stand ich ihr weiterhin jederzeit zur Verfügung, wenn sie Hilfe brauchte. Wir wohnten nicht weit entfernt und waren zur Stelle, wenn sie etwa Computerprobleme hatte oder es Besorgungen zu erledigen galt.

Der Streit mit meiner Mutter wegen des Großmutterbesuchs war Anstoß zu einem Lernprozess. Zuerst hatte sie sauer reagiert, dann gesagt, dass »man« das aber tue. Und als das auch nicht funktionierte, spielte sie die Karte »schlechtes Gewissen« aus und erklärte, dass sie dann auch nicht reisen könne. Danach meldete sie sich entgegen ihrer Gewohnheit nicht mehr. Hätte ich nun reagiert wie all die Jahre zuvor, hätte ich sie nach einigen Tagen wieder kontaktiert und versucht, sie zu besänftigen. Doch dieses Mal glaubte ich mich völlig im Recht und zwang mich dazu, sie nicht anzurufen.

Ich hielt durch, und mit jedem Tag wurde es weniger schwer. Zwar fehlten mir die Gespräche mit meiner Mutter, doch gleichzeitig war ich beinahe ein wenig stolz auf mich, weil ich endlich einmal das tat, was für mich stimmte. Allerdings muss ich gestehen, dass ich diese Phase ohne die Hilfe von Frau Hürlimann nicht durchgestanden hätte. Immer wieder wollte ich klein beigeben, und immer wieder besprachen wir, wie es mir bei dieser oder bei jener Option emotional ging.

Endlich hatte ich es geschafft, mich abzugrenzen. Allein das war schon ein guter Anfang, doch etwas anderes war noch wichtiger für mich: Ich fand das völlig okay und hatte kein schlechtes Gewissen. Schließlich hatte ich meinen Standpunkt – meine Großmutter so in Erinnerung behalten zu wollen, wie sie war – erklärt, und wenn mein Gegenüber das nicht verstehen oder akzeptieren wollte, so war dies eigentlich nicht mein Problem.

Ich war an einem Punkt angekommen, an dem ich einstehen wollte für das, was ich denke. Und ich wollte versuchen, nichts mehr zu tun oder zu sagen, nur weil »man« das so sagt oder tut. Ich begriff, dass »man« durchaus auch einmal anderer Meinung sein darf, selbst wenn das Gegenüber das partout nicht einsehen will. Das mag nun etwas egoistisch tönen, aber ist ein bisschen Egoismus denn so falsch? Jahrelang hatte ich versucht, es meinem Umfeld recht zu machen, hatte für die Kinder die eigenen Interessen zurückgesteckt – war es nicht langsam an der Zeit, mich mehr auf mich selbst zu besinnen?

Dank meiner Psychotherapeutin lernte ich, dass es zulässig ist, an sich selbst zu denken. Schritt für Schritt begleitete sie mich dabei, mein Selbstwertgefühl zu verbessern. Die Gleichung, von der hier bereits geschrieben wurde, veränderte nach und nach ihre Faktoren. »Persönlichkeit × Situation« hieß nun auch, dass ich den ersten Faktor nach und nach so freilegte, wie er wohl immer gewesen war. Meine Persönlichkeit war zwar noch die gleiche, aber ich lernte nun, diese auch so zu akzeptieren, wie sie war, und sie nicht immer wieder zu unterdrücken. Ein wirklich gutes Gefühl.

Und meine Mutter?

Wir schafften es, uns wieder zu versöhnen, wobei sie zum ersten Mal überhaupt den ersten Schritt dazu machte. Sie schien nach und nach auch zu sehen, dass es mir zunehmend besser ging. Und das fand sie gut. Auch mein Umfeld nahm positiv zur Kenntnis, dass sich bei mir etwas bewegte. Wer weiß, vielleicht nützte die Therapie nicht nur mir, sondern gab auch anderen Denkanstöße? Richtig spannend fand ich übrigens, dass meine Söhne mir meilenweit voraus waren. Als ich ihnen von meinen ersten Erfolgen in Sachen Abgrenzung berichtete, sahen sie mich bloß fragend an. Für sie war es völlig klar, dass sie das taten, was sie selbst mochten, und dass sie sich nicht von anderen manipulieren ließen. Und je länger ich darüber nachdachte, desto mehr merkte ich, dass sie das erfolgreich im Alltag umsetzten und auch mich ab und zu auflaufen ließen. Ich schätzte es natürlich auch nicht, wenn ich meinen Willen nicht bekam, aber ich bin sehr froh, dass es gelungen ist, unsere Kinder ohne diesen Druck großzuziehen, und lerne nun ganz einfach auch von ihnen, wie das so geht.

Ansprüche hinterfragen

Blut ist dicker als Wasser, heißt es häufig. Andererseits höre ich immer wieder, dass man sich Freunde aussucht, die Familie aber einfach hat, und wenn man nicht verwandt wäre, hätte man mit so manchem Familienmitglied keinen Kontakt. Als Psychologin bin ich überzeugt, dass nicht nur der gemeinsame Gen-Anteil einen wichtigen Einfluss hat, sondern vor allem auch die gemeinsame Sozialisation. Neben Erlebnissen teilt die Familie den sozioökonomischen Status, gemeinsame Bekannte und Verwandte und das gleiche Familiengefühl.

Für alle Menschen gilt es als normales Verhalten, das Nicht-geliebt-Werden in einem üblichen Rahmen zu vermeiden. Bindung gehört zu unseren Grundbedürfnissen, und Kinder versuchen automatisch, zu verhindern, dass ihre Eltern sie nicht lieben (ja, in der Pubertät gelten auch da andere Gesetzmäßigkeiten). Aber da Eltern normalerweise auch sehr stark an ihre Kinder gebunden sind, macht es biologisch Sinn, dass sich alle Parteien aneinanderbinden und der Familiensinn sich innerhalb dieser Bandbreite entwickeln kann. Nur bei jenen Eltern, die nicht in der Lage sind, sich an ihre Kinder zu binden – zum Beispiel aufgrund einer psychischen Störung –, überfordern sich die Kinder teilweise enorm, damit sie geliebt werden.

Mit diesem kleinen Ausflug in die Bindungstheorie möchte ich verständlich machen, dass das leistungsbezogene Muster Frau Indermaur stark geprägt hat. Sie merkte rasch, dass sie die Beachtung der Mutter hatte, wenn sie erfolgreich war. Und sie strampelte umso mehr für den

Vater, der auch Leistung forderte, aber die Latte immer leicht außer Reichweite hinhängte. Und an dieses Muster des sich Abstrampelns und immer latent das Gefühl zu haben, nicht genug zu leisten, kann man sich gewöhnen.

Aus der Entwicklungspsychologie ist bekannt, wie prägend die Herkunftsfamilie ist und wie wichtig die Eltern als primäre Bezugspersonen sind. Wenn Kinder unsicher an eine primäre Bezugsperson gebunden sind, begleitet sie das ein Leben lang. Auch die Geschwisterreihenfolge kann prägen. Ist jemand das älteste Mädchen? Oder ein Sandwich-Junge? Oder das einzige Töchterchen inmitten wilder Söhne? Ich erinnere mich beispielsweise an einen Patienten, der als jüngstes und absolutes Wunschkind von allen umsorgt in einer Patchworkfamilie aufwuchs und als Erwachsener dann Mühe hatte, sich seinen Freiraum zu erkämpfen. Er traute sich selber wenig zu, und der Rest der Familie hielt es unbewusst ebenso. Dann hatte ich eine Patientin, ebenfalls das jüngste von mehreren Kindern, die als letztes der Mutter einfach zu viel war, und weil diese auch sehr damit beschäftigt war, nach außen zu repräsentieren, wuchs meine Patientin mit den Giftsätzen »Man darf nicht«, »Was denken die andern« auf. Den Satz »Bloß nicht negativ auffallen« befolgte sie auch als Erwachsene noch. Ihr Verhältnis zur Herkunftsfamilie ist nicht gut. Sie fühlt sich zurückgestellt und leidet darunter, dass ihr zu wenig Beachtung geschenkt wird, und sie hat chronisch das Gefühl, zu kurz zu kommen. Es ist doch erstaunlich, mit welch unterschiedlichen Problemen oder Herausforderungen diese beiden Menschen im Erwachsenenalter zu kämpfen haben, trotz der Parallelen in der Familienkonstellation.

Frau Indermaur hat eine eher ungewöhnliche Familienkonstellation. Ihre Eltern haben sich scheiden lassen, was an sich noch nicht sehr ungewöhnlich ist, auch wenn die Scheidungsrate damals deutlich tiefer lag als heute (ziemlich genau nur halb so hoch). Ungewöhnlich ist für mich der Umstand, dass der Sohn nach der Scheidung zum Vater zog. Er hatte sich selbst dazu entschieden. Auch das war damals noch nicht so üblich wie heute. Als Psychologin und auch als Mutter frage ich mich, wie eine Mutter mit der Kränkung umgeht, dass ihr Sohn bei einer Trennung zum Vater zieht. Vermutlich stärkte dieser Umstand die Bindung zwischen Mutter und Tochter. Frau Indermaur verdankt ihrer Mutter sehr viel. Ich hatte immer den Eindruck, dass sie das auch so sieht. Die Mutter forderte dafür aber auch nicht weniger als Leistung, zur Verfügung stehen und Dankbarkeit. Spätestens als wir diese Muster erarbeitet hatten, wurde mir bewusst, wie erstaunlich es war, dass Frau Indermaur ihren eigenen Kindern so anders begegnete. Sie und ihr Mann schienen mir keine fordernden Eltern zu sein, sondern ließen ihren Söhnen sehr viel Freiraum. Mir fällt auf, dass diese drei Söhne mit sehr viel Vertrauen erzogen wurden, und sie gingen – soweit ich dies aus der Ferne und anhand Frau Indermaurs Erzählungen beurteilen kann – ihren Weg mit viel Selbstbewusstsein.

Frau Indermaur hatte sehr häufigen Kontakt mit ihrer Mutter. Das ist ja eigentlich schön. Trotzdem litt sie unter dem Gefühl, nicht genug zu machen und ihre Mutter nicht wirklich zufriedenzustellen. Und da muss die Psychotherapie ansetzen. Ich frage meine Patientinnen und Patienten dann immer, woher diese Ansprüche kommen. Frau Indermaur und ich versuchten zu ergründen, ob das die Ansprüche der Mutter oder eher nur die der Tochter waren. Machte die Mutter von Frau Indermaur ihre Ansprüche deutlich? Kommunizierte sie diese unbewusst? Oder übernahm Frau Indermaur einfach ein altes Muster, das für niemanden mehr gültig und nötig war? Das ist ein Thema, das viele Töchter und Söhne mit sich tragen.

Grenzgebiete

Was geht mir persönlich zu weit? Wodurch fühle ich mich überfordert oder auch mal überrumpelt? Wann habe ich das Gefühl, mich verteidigen zu müssen? Und in welchen Situationen fühle ich mich hinterher schlecht, weil ich etwas getan habe, das ich nicht wollte? Ich war seit eineinhalb Jahren in Behandlung bei Frau Hürlimann, als ich mich erstmals intensiver mit dem Thema Grenzen beschäftigte.

Tatsächlich war mir viele Jahre gar nicht bewusst, dass ich es nie klar kommuniziert hatte, wenn jemand meine Grenzen überschritt, und dass ich auch stets bereit gewesen war, sie zu verschieben. Ich sah es als die Aufgabe einer guten Mutter, Ehefrau und Tochter an, meine eigenen Wünsche denen anderer anzupassen. Bei meiner Mutter hatte ich vorher nie wirklich das Bedürfnis gehabt, Grenzen zu setzen, und ich empfand auch die jetzige Situation nicht als so dramatisch, dass ich laut und deutlich hätte Stopp rufen wollen. Allerdings hatte ich ja nun die Erfahrung gemacht, dass ich Grenzen setzen konnte, und allein schon das zu wissen, tat gut.

Plötzlich wurde mir aber klar, dass es ganz oft passierte, dass jemand zu weit ging. Ich reagierte manchmal mit Verunsicherung und manchmal mit Verärgerung auf dieses Verhalten. Meine Grenzen waren zahlreich. So mochte ich zum Beispiel nicht einfach geduzt werden – ich finde, das Gegenüber muss sich diese

Nähe erst einmal verdienen. Und ich wollte nicht immer wieder das Gefühl haben, ausgenutzt zu werden. Das passierte recht oft, weil ich im Neinsagen definitiv nicht sehr gut war. Auch Alltagssituationen waren für mich unangenehm, wenn ich zum Beispiel wieder einmal erklären musste, weshalb ich keinen Alkohol trinke. Ich mag ihn einfach nicht und vertrage ihn schlecht. Wenn sich jemand darüber amüsierte, so nervte mich das. Trotzdem reagierte ich darauf nur, indem ich unsicher wurde und mich fragte, ob man mich jetzt wohl noch mochte.

Außerdem stellte ich fest, dass ich sehr wohl immer Grenzen gesetzt hatte, nämlich indem ich eine unsichtbare Mauer um mich zog, damit niemand an mich herankam. So habe ich mich zwar vor Verletzungen durch andere Menschen geschützt, aber gleichzeitig auch mögliche Kontakte und Zuneigung aus meinem Leben ausgeschlossen. Ich beschloss, die Ursache für meinen Wunsch nach gleichzeitiger Distanz und Nähe zu finden. Dann wollte ich deutlicher kommunizieren, bis wohin und nicht weiter andere gehen durften. Dabei überlegte ich mir auch, welche Grenzen ich früher nie kommuniziert hatte und welche mir nun noch wichtig waren.

Meiner Mutter zu vermitteln, dass ich Entscheidungen treffen durfte, für die ich mich nicht rechtfertigen musste, war ein Anfang. Gleichzeitig hatte ich endlich begriffen, dass es durchaus zulässig ist, sich selbst wichtig zu nehmen. Mit dem soeben entdeckten Egoismus im Gepäck machte ich mich daran, neue Wege zu erkunden. Grundsätzlich musste ich lernen, deutlicher Nein zu sagen – sei es zum Du, zu mir angetragenen Aufgaben oder zu Anforderungen, die mir nicht passten. Oder zu mir selbst, wenn ich wieder einmal dabei war, um des lieben Friedens willen klein beizugeben. Ich wollte mich nach Möglichkeit nicht mehr fremdbestimmen lassen.

Ich fand gute Strategien, den verschiedenen Forderungen zu begegnen: Wollte mich jemand beim Schuldgefühl packen, überlegte ich mir, ob es sich um einen Erpressungsversuch handelte. Falls ja, gelang es mir nun, zu einem »Wenn du mich wertschätzen würdest, dann würdest du…« Nein zu sagen. Wenn man mich mit Schmeicheleien à la »Du bist die Einzige, die das kann« ködern wollte, durchschaute ich das und wehrte ab. Und auch eine Verbrüderung im Sinne von »Wir denken doch das Gleiche«, um mir dann ein paar Ideen unterzuschieben, die gar nicht meine waren, löste bei mir nun langsam Abwehr aus. Dem »Alle anderen Kinder dürfen das aber«-Argument meiner Sprösslinge war ich allerdings schon früher ganz locker mit einem Nein begegnet, denn solche allgemeinen Behauptungen weckten schon immer meinen Argwohn.

Ich machte langsam Fortschritte, merkte aber auch, dass es gar nicht so einfach war, meiner Haltung treu zu bleiben, wenn das Gegenüber hartnäckig ein Ja einforderte. Gegen Personen, die immer wieder das Gleiche verlangten, musste ich mich ganz besonders wehren, denn sie wussten, dass ich nach mehrmaligem Fragen früher irgendwann dann halt doch die jeweilige Aufgabe übernommen hatte. Und ich nahm mir immer öfter meinen Mann zum Vorbild, der sich abgrenzte, wenn er auf etwas wenig Lust hatte. Bei ihm gab es, wie gesagt, kein Ja aus Pflichtbewusstsein oder schlechtem Gewissen. Aber er sagte auch nicht deutlich Nein. Er ließ die Frage einfach im Raum stehen: »Schauen wir mal.«

Ich begann, mich selbst besser zu beobachten, und lief dabei zwar immer wieder in Fallen, verstand aber wenigstens im Nachhinein, warum. Es gab um mich herum einfach einige Personen, die auf hilflos machten und bei mir damit alte Muster weckten, sodass ich eben doch wieder einsprang und dieses oder jenes übernahm. Inzwischen konnte ich aber darauf vertrauen, dass ich es beim nächsten Mal verhindern würde.

Die Suche nach meinen Grenzen hatte noch andere Konsequenzen. Während ich jahrelang zu allem Ja gesagt hatte, schlug das Pendel nun zu weit in die andere Richtung aus. Plötzlich stellte ich gleich alles in meinem Leben infrage. Ich fühlte mich von allem und jedem eingeengt und schnappte sinnbildlich nach Luft, die es um mich herum nicht mehr ausreichend zu geben schien.

Einer meiner Grundwerte war stets die Loyalität gegenüber jedem, den ich einmal ins Herz geschlossen hatte. Weil mir meine Beziehungen extrem wichtig waren, grenzte ich mich in ihnen nicht ab und tat alles, was meiner Meinung nach von mir erwartet wurde. Dabei lag ich bestimmt sehr oft falsch und erfüllte Erwartungen, die es gar nicht gab. Ich habe auch noch nie bewusst eine Freundschaft beendet, was nicht daran lag, dass alle immer so toll waren. Oftmals dachte ich mir, es sei besser, den Spatz in der Hand zu halten, als die Taube auf dem Dach zu bewundern.

Nun stellte ich sogar meine engsten Beziehungen infrage und war dabei bestimmt nicht immer fair. Ich hatte das Gefühl, die Welt gehöre endlich mir und niemand dürfe mir Grenzen setzen. An erste Stelle trat die Frage nach der Zufriedenheit in meiner Ehe. Immerhin war mir bekannt, dass einige meiner Kolleginnen ähnlichen Alters Gleiches durchmachten und ihre Beziehungen von Grund auf infrage stellten. Und ich wusste auch, dass es eine Phase gibt, in der Frauen nach dem Großwerden der Kinder eine Neuausrichtung in Betracht ziehen. Stimmte das eigene Leben so noch? War das wirklich alles, oder kam da noch mehr? Und wenn etwas käme, was wäre es dann? Würde ich das selbst bestimmen können? Und war der Ehemann mit all seinen Macken noch der Richtige? War unsere Liebe noch ausreichend, um uns durch den Alltag zu tragen?

Ich durchlebte eine Phase, in der ich mich nicht mehr wohlfühlte in meiner Haut, und die Schuld dafür gab ich allen anderen. Nur ich selbst war natürlich nicht schuld, obwohl ich ja die Einzige war, die plötzlich anders dachte und funktionierte. Ich steigerte mich hinein, dass mein Leben absolut farblos sei, dass es keinen bezaubernden Regenbogen gebe und keine rosa Wolken für mein Idealbild der absoluten Harmonie. Ich wurde zunehmend unzufrieden und nahm mir fest vor, meinen Mann mit meinem Frust zu konfrontieren. Der ideale Zeitpunkt schien mir gegeben, als wir für eine Woche allein nach Portugal fuhren.

Zwei Tage vor unserer Abreise jammerte ich einer Freundin die Ohren voll und forderte von ihr Bestätigung ein. Doch ich bekam sie nicht. Weil die Freundin schon längst an diesem Punkt gewesen war und ihre Lehren daraus gezogen hatte. Sie erzählte mir, dass sie lautstark versucht hatte, ihre Grenzen zu zeigen und ihren Willen durchzusetzen. Mit dem Resultat, dass ihr Mann gar nichts verstand und sich deshalb auch nichts änderte. Dann ging sie es anders an. Statt etwas einzufordern oder zu erklären, was sie nicht mehr tun wollte, tat sie es ganz einfach still und leise. Sie erlaubte sich selbst alles, was sie wollte, und platzierte dabei ihre Grenzpfähle, ohne dafür kämpfen zu müssen. Ich hörte ihr an diesem Tag aufmerksam zu und beschloss, meine freien Tage nicht zu ruinieren, sondern einfach mal zu sehen, was passierte.

Meine Ehe war mir wichtig, und ich wollte auf keinen Fall meinen Mann verlieren. Erst recht nicht nach all dem, was wir bereits gemeinsam durchgestanden hatten! Natürlich gab es Punkte in unserer Ehe, die einen Kompromiss verlangten, aber ich beschloss, das zu akzeptieren. Gleichzeitig veränderte ich einzelne Gewohnheiten, ohne dies öffentlich zu erklären. Ich erlaubte mir kleine Auszeiten, las zum Beispiel ein Buch, statt Hausarbeiten zu erledigen. Und ich sagte nicht zu allem Ja und Amen, sondern ließ

Anfragen und Bitten einfach mal unbeantwortet. Und was soll ich sagen? Mein Ärger löste sich von selbst auf. Natürlich ist auch in unserer Ehe nicht alles eitel Sonnenschein, und natürlich verkrafte ich das an manchen Tagen schlechter als an anderen. Aber ich weiß nun, was für mich stimmt und was nicht. Genauso, wie mein Mann Grenzen setzt und ich diese respektiere. Ich sah, dass unsere Beziehung dadurch nicht gefährdet war, und durchlebte auch seltener Ängste, dass ich ihn mit meinem veränderten Verhalten so vor den Kopf stoßen könnte, dass er mich verlässt.

Ein weiterer Punkt also, den ich abhaken konnte: Diese Beziehung war sicherer als auch schon.

Bedürfnisse erkennen

Wer seine Grenzen abstecken will, muss sie sich bewusst machen. Das heißt auch, zu überlegen, was einem wichtig ist, wo und wie die Grenzpfähle hinkommen sollen. Die einen schlagen diese mit lautem Getöse ein, die andern platzieren sie still und hoffen, sie würden vom Gegenüber auch bemerkt. Klassischerweise passiert viel in dieser Hinsicht in der Pubertät. In dieser Entwicklungsphase grenzen sich die Kinder ab, überdenken ihre eigenen Werte und stellen sich in gewissen Punkten bewusst gegen das von den Eltern vorgelebte Muster. Und nicht selten kommen sie später wieder genau auf dieses Muster zurück, spätestens mit eigenen Kindern. Aber das soll hier nicht das Thema sein. Für uns Psychologen ist dieser Abgrenzungskampf jedenfalls ein wichtiger Entwicklungsschritt (auch wenn mir als Mutter hier manchmal die Einsicht fehlt).

In der Praxis erlebe ich hin und wieder Patienten, die sich während der Pubertät nicht abgrenzen konnten, beispielsweise weil ein Elternteil schwer erkrankte oder weil sie in einem Internat waren oder aus irgendeinem anderen schicksalhaften Grund. Der fehlende Abgrenzungskampf holt aber viele später wieder ein. Und dann wird manchmal mit härteren Bandagen gekämpft.

Im Konflikt um den Besuch der Großmutter hatte sich Frau Indermaur vermutlich eher instinktiv von ihrer Mutter abgegrenzt. Das war ihr in dem Moment kaum bewusst, aber mit der Zeit merkte sie, dass sie Grenzen gesetzt hatte. Dass das eine heftige Bewegung auslöste, in der Frau Indermaur vieles infrage stellte, sodass das Pendel plötzlich zu weit ausschlug, ist meiner Erfahrung nach nicht ungewöhnlich. So etwas kann zu den möglichen Nebenwirkungen des Lernprozesses, in dem sich Frau Indermaur befand, gezählt werden.

Als wir die Beziehungsmuster in ihrem Leben analysierten, merkten wir, dass Frau Indermaur kaum Übung darin hatte, sich abzugrenzen. Sie habe noch nie eine persönliche Beziehung von sich aus beendet, erzählte sie mir. Wer im Erwachsenenalter damit beginnt, hat es nicht immer einfach.

Normalerweise werden Abgrenzungsschritte im Kindes- und Jugendlichenalter geübt, und die Umwelt reagiert darauf mit einem gewissen Verständnis. Dieser Goodwill fällt natürlich weg, wenn ein Erwachsener plötzlich aufbegehrt, besonders dann, wenn die anderen ein solches Verhalten nicht gewohnt sind. Übt also jemand ein neues Muster ein, gelingt ihm das meist nicht ohne Aufwand – und er trifft dabei auch nicht unbedingt auf offene Arme.

Frau Indermaur nahm dies als bröckelnde Loyalität ihren engsten Bezugspersonen gegenüber wahr, insbesondere ihrem Mann und ihrer Mutter. Auch hier zeigte sich, dass das Pendel plötzlich zu weit ausschlug. Ich vermute, dass sie zum Teil auch über sich selber erschrocken war bei diesem Entwicklungsschritt. Es ist natürlich leichter, sich abzugrenzen, wenn man die Eltern einfach pubertätsbedingt doof findet. Wenn aber eine erwachsene Person Leute vor den Kopf stößt, indem sie sie auf Grenzen und Grenzübertretungen aufmerksam macht, dann löst das bei ihr Angst aus, Angst vor einem drohenden Liebesentzug. Und das muss man aushalten können.

Bei Frau Indermaur hatten wir zunächst damit begonnen, die Grenzen nur wahrzunehmen, ohne dass sie diese auch verteidigen musste. Häufig wird das Wahrnehmen der eigenen Grenzen so erlebt, dass es eine gewisse Klarheit und eine größere Authentizität mit sich bringt. Das klingt jetzt vielleicht ein bisschen dick aufgetragen. Doch wer sich die eigenen Grenzen bewusst gemacht und die eigenen Werte definiert hat, der kommuniziert das – davon bin ich überzeugt – deutlicher, als ihm klar ist, zum Beispiel nonverbal: Wenn ich weiß, welches Tischverhalten ich bei meinen Kindern nicht gut finde, signalisiere ich das automatisch durch meine Haltung, bevor ich sie verbal darauf aufmerksam mache (aber natürlich habe ich mich nicht so weit unter Kontrolle, dass ich dann nicht trotzdem noch einen Kommentar hinterherschicke). Frau Indermaur und ich hatten also eine neue Tür geöffnet: das Wahrnehmen der eigenen Grenzen. Ein Thema, das alle kennen, die in einer Beziehung leben, berufstätig sind oder Kinder haben.

Was hilft uns beim Aushalten der damit auftretenden Spannungen oder Konflikte? Es hilft, sich bewusst zu machen, dass diese Grenzen für uns wichtig sind und die eigenen Normen und Werte dahinterstehen. In der Psychotherapie versuche ich auch immer wieder, gemeinsam zu überlegen, was denn schlimmstenfalls passieren kann, wenn man sich erlaubt, die Einhaltung der Grenzen einzufordern. Und wie wahrscheinlich das Eintreten dieses schlimmsten Falls überhaupt ist. Hat beispielsweise ein Patient Angst, dass die Partnerin ihn verlässt, wenn er ihr sagt, dass er ein bestimmtes Verhalten von ihr als verletzend empfindet, dann relativiert es einiges, wenn er diese Angst einmal laut ausspricht. Und wenn wir dann gemeinsam überlegen, wie wahrscheinlich es ist, dass sie ihn tatsächlich verlässt, kann das zusätzlich entlastend wirken. Grenzen zu setzen, ist kein einfacher Schritt, im Gegenteil, ich habe sehr viel Respekt, wenn jemand einen solchen Schritt macht.

Frau Indermaur und ich analysierten ihre Grundbedürfnisse, wir sprachen in fast jeder Therapiestunde darüber, wie sie diese zu erreichen versuchte, welche Pläne sie dafür parat hatte und welche Verhaltensweisen zielführend wären. Die Analyse zeigte mir, dass Frau Indermaur das Setzen von Grenzen bislang vermieden hatte, um zu verhindern, dass sie nicht gemocht und zurückgewiesen würde – sie wollte damit also ihrem Bindungsbedürfnis gerecht werden. Und hier kommt aus psychotherapeutischer Sicht auch wieder das Thema Loslassen ins Spiel: Dazu gehört mehr, als die eigenen Kinder ziehen zu lassen. Auch wer sich immer um alles kümmert und Dinge nicht gut aus der Hand geben kann, lässt nicht los. Wer Grenzen setzt, ist bereit, ein gewisses Risiko einzugehen, und kann deshalb auch in diesem Bereich loslassen und einen Teil der Kontrolle abgeben.

Eine ungewohnte Begegnung

Mit unserem Ferienhaus in Florida habe ich einen Flecken gefunden, an dem mein Herz hängt und den ich seit langer Zeit
immer wieder aufsuche. Es ist für mich – und die ganze Familie –
immer wie Nachhausekommen. Ich kenne mich aus dort, pflege
einen kleinen Freundeskreis und besuche Plätze, die mir guttun.
Schon wenn ich aus dem Flugzeug steige, setzt bei mir eine Veränderung ein. Mein zu hoher oder zu niedriger Energielevel regu-
liert sich, und sobald ich auf der endlos langen Straße durch die
Everglades in Richtung unseres Hauses fahre, kommt die Welt ins
Lot. Die seelische Quecksilbersäule, die meinen Gemütszustand
misst, hüpft nicht mehr auf und ab, ich habe dann das Gefühl,
tiefer atmen und meine Gedanken viel klarer fassen zu können.
Am ersten Tag gibt es meist noch einiges zu organisieren, etwa
Lebensmittel einkaufen, doch dann schalte ich in meinen geliebten
ten Flipflop-Modus. Tatsächlich trage ich dann nur noch diese
Schuhe, was durchaus als Statement gemeint ist, denn ich will nun
nicht mehr rennen, sondern nur noch lustvoll durch den Tag
schlurfen. Und der in meinem Kopf hämmernde schnelle Beat der
Schweizer Welt weicht sanften Reggaeklängen.

Auch in diesen Herbstferien stand die Reise wieder an, und
wieder wollten mich anfangs zwei meiner Söhne begleiten, diesmal Emanuel und Patrik, und danach würde ich zehn Tage allein
bleiben. Zehn ganze Tage ohne meine Lieben! Wie vor den letz-

ten Herbstferien machte mein Herz abwechselnd Freudensprünge und versank dann in ein düsteres Selbstmitleid, weil ich meine Jungs heftig vermissen würde, sobald sie abgereist wären. Natürlich gab es zu Hause Momente, in denen ich mir wünschte, weit weg von den pubertären Auswüchsen meines Jüngsten zu sein. Und weg von Diskussionen zu Sinn und Unsinn meiner Vorstellungen, was die Ordnung im Haus und das Freizeitprogramm betraf. Aber im Großen und Ganzen klappte in der Familie doch alles, zumindest wenn ich ab und zu mal meine Grenzen außer Acht ließ.

Aber genau dieses Problem wollte ich ja endlich gründlicher angehen, und dafür brauchte ich die Zeit des Alleinseins. Schon vor einiger Zeit hatte ich wieder mit einem Achtsamkeitstraining begonnen. Dieses Mal mithilfe einer für mich passenden App. Täglich saß ich da und ließ meine Gedanken wandern. Mein Telefon erinnerte mich automatisch daran, dass ich mich hinsetzen sollte, um dann von der warmen Stimme meines Coachs auf der App durch ein Ruheritual geführt zu werden. Zwanzig Minuten sollte ich den Anweisungen folgen und meinen Atem wahrnehmen, meine Gliedmaßen erspüren und Gedanken fliegen lassen. Allerdings erwischte ich mich immer wieder dabei, dass ich eine Abkürzung nahm und mal an einem Tag meine Ruhezeit ausließ oder sie an einem anderen Tag verkürzte. So gut es mir tat, tief durchzuatmen und Gelassenheit zu trainieren, so schwierig war es anfangs, dies regelmäßig zu tun. Am Ende aber schaffte ich es sogar ganz ohne App – sehr erholsam!

Mein Basis-Wohlbefinden war im Moment ganz gut, ich hatte den richtigen Zeitpunkt für meine Auszeit gewählt. Also brachte ich nach einigen gemeinsamen Tagen meine Jungs zum Flughafen und kehrte zurück in mein selbst gewähltes Alleinsein. Ein paar Stunden dauerte es, bis ich mich gefangen hatte und wieder wusste, dass ich auch ohne meine Familie eine gute Zeit haben kann. Ich würde schwimmen, schreiben, lesen und sogar etwas Zeit im Fitnesscenter verbringen. Was mir aber wirklich fehlte, war die übliche Geräuschkulisse. Zu Hause sah ich meine Söhne zwar nicht ständig, aber dennoch waren sie akustisch immer irgendwie präsent. Diese ungewohnte Stille um mich herum war unangenehm. Als ich abends zu Bett ging, fragte ich mich erneut, weshalb ich mir das eigentlich antat.

Bereits am nächsten Morgen sah die Welt aber anders aus. Ich startete sehr entspannt in den Tag, las Zeitung und frühstückte in aller Gemütlichkeit, bevor ich mein Achtsamkeitstraining absolvierte. Tatsächlich gelang mir das jetzt sehr gut, und ich fühlte mich danach frisch – obwohl mir natürlich meine Familie fehlte. Danach fuhr ich an den Strand, um Vögel und Delfine zu beobachten, Muscheln zu sammeln und die frei lebenden Schildkröten zu bewundern. Das sanfte Rauschen der Wellen und die sich im leichten Wind wiegenden Palmblätter strahlten pure Ruhe aus. Ein Weilchen setzte ich mich auf meinen kleinen blauen Strandstuhl, den ich mitgebracht hatte, schloss die Augen und lauschte. Auf dem Heimweg hielt ich bei der weltbesten Donut-Bäckerei und gönnte mir einen dieser süßen Krapfen. Den ersten Tag des Alleinseins krönte ich dann mit einem Abendessen bei Freundinnen.

Meine Familie fand allerdings einen recht effektiven Weg, mich in ihren Alltag zu integrieren: Meine älteren Söhne und sogar mein eher schreibfauler Mann meldeten sich via E-Mail, Whatsapp oder SMS. Und ich videokonferierte auch täglich eine halbe Stunde mit meinem Jüngsten, damit er mir alles erzählen konnte, was ihn beschäftigte – so war er zufrieden, und ich war auch happy, weil ich für ihn da sein konnte. Ich nahm also an den alltäglichen Kleinigkeiten teil, ohne ihnen direkt ausgesetzt zu sein. Ich genoss die folgenden Tage, hatte dank E-Kommunikation die Familie nahe genug und profitierte von der Ruhe vor den kleinen Alltagsstürmen meiner Lieben zu Hause.

Hatte ich anfangs noch ein schlechtes Gewissen, weil ich Zeit ganz für mich allein beanspruchte, merkte ich schnell, dass es mir guttat. Zumal die Erfahrung, dass meine Männer zu Hause ohne mich klarkamen, mich zu Fragen führte, die wohl jeder Mutter bekannt sind: Sollte ich nicht langsam damit starten, mein Leben ein wenig von dem der Kinder abzukoppeln? Und wie lenkt man die enge Beziehung zum Nachwuchs in neue Bahnen? Eltern müssen ihren Kindern, wie Goethe sagte, erst Wurzeln geben, dann Flügel. Ich wusste, dass sie eines Tages umso eher zurückkehrten, wenn ich sie losließ, und vertraute darauf, dass ich das schon richtig machen würde.

Die wirkliche Herausforderung war also nicht so sehr die Abwesenheit meiner Familie, sondern meine intensive Anwesenheit. Denn nun hatte ich plötzlich sehr viel Zeit, mich ganz auf mich zu konzentrieren. Und ich stellte schnell fest, dass ich noch nicht wirklich gern allein mit mir war. Die mangelnde Ablenkung ließ mich eintauchen in Gebiete, die ich bisher links liegen gelassen hatte, um meine Komfortzone (noch) nicht verlassen zu müssen. Jetzt aber war ich ungestört mit Gedanken konfrontiert, die sich durch meine Psychotherapie langsam herausgeschält hatten.

Zum Glück war ich in einer recht stabilen Verfassung und in keiner Weise in meiner persönlichen Achterbahn unterwegs. Dadurch war es mir möglich, eine spannende Erkenntnis zu gewinnen: Ich war im Moment nicht depressiv. Die Ruhe, die mich nun einnahm, ließ mich erkennen, dass es unterschiedliche Befindlichkeitsstufen gab. In dieser Woche war ich ab und zu einfach »nur« melancholisch gestimmt. Während Depression bei mir stets zu absoluten Spitzen führte und mich dieses Auf und Ab erschreckte, verhielt es sich mit der Melancholie ganz anders. Diese umfing mich ebenfalls mit traurigen Gedanken, löste aber keine starken Wellen aus. Vielmehr umschloss mich dieses neue Gefühl mit einer Wärme, die zwar herausfordernd in Gedanken, aber ansonsten nicht unangenehm war. In dieser Phase akzeptierte ich ganz einfach, dass ich manchmal traurige Gedanken hatte, hinterfragte sie nicht ewig lang, sondern ließ sie ganz im Sinne der Achtsamkeitslehre wieder ziehen. Es reichte, sie zur Kenntnis zu nehmen, mehr brauchte ich gar nicht zu tun. Und so entwickelte sich meine Auszeit zu einer Phase, in der ich im Großen und Ganzen zur Ruhe kam. Und da meine Familie nie auch nur das geringste Zeichen gab, dass ich etwas falsch machte, sondern mich sogar darin bestärkte, meine Auszeit zu genießen, konnte ich zum ersten Mal seit über zwanzig Jahren verpflichtungsfrei abschalten.

Loslassen lernen

Frau Indermaur führte immer ein eher aktives Leben, auch wenn sie keinen allzu großen Freundeskreis pflegte und nicht in zahlreichen Vereinen dabei war. Aber sie hatte drei Kinder, war zusammen mit ihrem Mann selbständig berufstätig und in zahlreichen Nebenprojekten engagiert. Kann es sein, dass diese ständige Beschäftigung auch der Ablenkung diente? Ich kenne einige engagierte und energievolle Menschen, die am besten funktionieren, wenn viel läuft. Sie können mit kleineren Katastrophen – wie zum Beispiel der verunfallten Schwiegermutter oder defekten Küchengeräten vor einer großen Einladung oder der Tochter mit Arm im Gips – gut umgehen. Dann ist ihnen sogar beinahe wohler, als wenn das Leben vor sich hin dümpelt. Auch Frau Indermaur hatte vermutlich nie sehr viel Zeit, sich mit unliebsamen Entwicklungen in ihrem Leben zu beschäftigen. Sie wurde oft und intensiv gebraucht und wusste viele Probleme in ihrem Umfeld zu lösen. Dieses Engagement kann dazu führen, sich zu viel um andere zu sorgen und nicht gut loslassen zu können. Außerdem hilft es beim Verdrängen.

Wobei Verdrängen grundsätzlich nichts Negatives ist und in der Alltagssprache zu Unrecht einen schlechten Ruf hat. Studien zeigen, dass Menschen, die verdrängen, keine geringere Lebensqualität haben als andere. Ablenkung kann helfen. Wer sich ablenkt, kann aber auch das nötige Loslassen verdrängen. Das war auch bei Frau Indermaur ein Thema. Loslassen müssen alle Eltern lernen. Und auch sonst gibt es im Leben Situationen, in denen das Loslassen wichtig ist, bei einer Kündigung etwa oder wenn eine möglicherweise tödliche Krankheit diagnostiziert wird. Wenn man sich in diesen Situationen nicht im Loslassen übt, ist das für das Umfeld oft schwierig.

Für Frau Indermaur war das Setzen ihrer Grenzen herausfordernd, ebenso das Loslassen; das passt zusammen. Bevor sie allein, ohne ihre Familie, in die Ferien fuhr, geriet Frau Indermaur in ein heftiges Auf und Ab der Gefühle, unter anderem weil sie sich von ihren Jungs trennen musste. Ist Loslassen das Los der Frauen? Ich glaube, dass beide, Mütter und Väter, loslassen müssen, aber tendenziell zu anderen Zeiten. Mütter trifft es manchmal früher, nämlich dann, wenn die Kinder ihre Schulkarriere starten, und noch einmal, wenn sie in der Pubertät sind. Väter trifft es eher später, etwa dann, wenn der Nachwuchs auszieht oder heiratet. Ich habe oft erlebt, dass Männer darunter sehr leiden. Wen es wie trifft, dafür lässt sich aber keine Regel aufstellen. Denn es kommt stark darauf an, welche Muster gelebt wurden, mit den Kindern einerseits, aber auch mit den eigenen Eltern. Auch hier also wieder die Frage: Wie hatte sich Frau Indermaur in der Kindheit gegenüber ihrer Mutter abgrenzen können? Wie hatte sie das Loslassen ihrer Mutter ihr gegenüber erlebt? Vermutlich hatte dies wenig explizit stattgefunden, und dementsprechend war es für Frau Indermaur ihrerseits eine Herausforderung, ihre Kinder loszulassen.

Was machen wir in der Psychotherapie zum Thema Loslassen? Wir besprechen alte und neue Verhaltensmuster, wir schauen an, wie es der Patientin, dem Patienten dabei geht, loslassen zu müssen, und wir besprechen, dass Loslassen schwierig sein kann und darf, schließlich war da ja einmal eine tiefe Bindung – trotzdem ist es aber halt manchmal notwendig für den nächsten Entwicklungsschritt. Und dann muss auch das Vergangene gewürdigt werden. Das machen wir, indem wir Erreichtes besprechen, zusammen überlegen, wo Hürden lagen, was zum Gelingen beigetragen hat oder wo Unterstützungsmöglichkeiten waren.

Eine verhängnisvolle Affäre

Ich liebe die Kommunikation. Es gibt wenig, das mich mehr fesselt als ein gutes Buch, ein spannendes Gespräch oder einfach ein wundervoller Text, ganz egal, welchem Genre dieser angehört. Ich habe schon als Kind sehr gern gelesen und geschrieben, und die Leidenschaft fürs Wort ist im Laufe der Jahre unter anderem durch verschiedene Zusatzausbildungen und die Teilnahme an Textwerkstätten gewachsen. Auch beruflich habe ich mich stets so ausgerichtet, dass ich meine Freude an der Sprache ausleben konnte. In Marketing habe ich eine solide Basisausbildung absolviert und mich dann weitergebildet im Bereich Kommunikation, später auch in Social Media. Selbstverständlich habe ich dabei auch gelernt, wie Kommunikation eingesetzt wird, wie sie grundsätzlich funktioniert und was sie bewirkt. Ich könnte aus dem Effeff einen Vortrag darüber halten, wie viel in der Kommunikation bewusst oder eben unterbewusst passiert. Und ich kann in der Theorie jedes Gespräch so analysieren, dass ich feststelle, in welcher Rolle sich die jeweiligen Gesprächspartner befinden und auch, wie sie daraus hinausfinden können. Ich habe mich selbst sogar schon hochtrabend als Kommunikationsprofi bezeichnet, wenn auch nur, um einen bestimmten Job als Texterin zu bekommen. Und ja, ich habe ihn bekommen.

Im Gespräch mit Frau Hürlimann offenbarte sich mir nun, dass meine Liebe zum Wort einer verhängnisvollen Affäre glich: Ich sendete, und die Welt um mich herum empfing etwas ganz anderes. Das Wort, das ich stets auch als Schutzschild genutzt hatte, sollte also auch eine Waffe in meinem Mund sein. Trotz all meines Wissens merkte ich nicht, dass mein Gegenüber oftmals einfach überfordert war mit meinen Äußerungen. Nach dieser Sitzung ging es mir auf dem Nachhauseweg nicht so gut. Ich hatte in den letzten Monaten so vieles gelernt und angepasst, hatte an meiner Persönlichkeit gearbeitet und meine Schräubchen neu justiert. Aber mit diesem Problem war ich überfordert.

Tatsächlich habe ich massiv weniger Kommunikationsprobleme, wenn ich mit Deutschen, Franzosen oder auch Amerikanern spreche. Ihre oftmals recht direkte Art und durchaus auch mal freche Schnauze sind etwas, mit dem ich prima umgehen kann. Die offene Gesprächskultur, die in deren Ländern herrscht, fand ich stets bereichernd und unterhaltsam. Schweizer sind meiner Ansicht nach wesentlich zurückhaltender und legen tendenziell jedes Wort auf die Goldwaage. Sie sind vorsichtiger im Ausdruck und interpretieren manchmal Dinge in eine Aussage hinein, um die es in dieser Form gar nicht geht.

Meine Mutter hat mich früher oft ermahnt, zuerst zu denken und dann zu reden. Manchmal purzelten meine Gedanken einfach aus mir heraus und verletzten andere unbeabsichtigt. Mein Lieblingssport war über viele Jahre das unsägliche Fettnäpfchen-Hüpfen, in dem ich Meisterin war. In beinahe jeder Situation hätte darauf gewettet werden können, dass ich unüberlegte Äußerungen machte, sei es über aus meiner Sicht fehlende Fähigkeiten einer Person oder zu politischen Positionen. Eigentlich hatte ich gedacht, dass ich mit dem Alter etwas diplomatischer geworden sei, doch im Gespräch mit Frau Hürlimann hatte sich gezeigt, dass ich offenbar keine Ahnung hatte: Mein Freund, die Sprache, war gleichzeitig mein Feind.

Zusätzlich überraschend war für mich, dass ich offensichtlich gerade Neuland betrat. Während meiner Therapie hatte Frau Hürlimann mich immer wieder an Themen herangeführt, die mir entweder bereits bekannt waren oder die ich nach etwas Nachdenken verstand. Aber nun war es anders: Ich kannte zwar das Leiden, nicht aber die Ursache. Das Leiden war meine Schwierigkeit, Kontakte zu knüpfen. Ich wusste, dass meine Art falsch verstanden wurde und dass ich sogar einschüchternd wirkte. Die Zurückhaltung der anderen interpretierte ich als Desinteresse an meiner Person. Und um nicht verletzt zu werden, schoss ich verbal sehr scharf. Es gab selten Momente, in denen ich meinen Schutzschild senkte, bevorzugt hielt ich ihn hoch und nutzte meine Kommunikationsfähigkeit zum Angriff.

Die Suche nach der Ursache war so eine Sache. Mir war nicht bewusst, weshalb ich mich so sehr schützen musste oder zumindest dachte, es tun zu müssen. Ich hatte dieses Thema in unseren Sitzungen immer beiseitegeschoben – einer der Vorzüge bei einer Psychotherapie ist ja, dass der Patient durchaus auch selbst steuern kann, worauf er sich zu diesem Zeitpunkt gerade einlassen will und worauf lieber nicht.

Erst Monate und viele Gedanken später machte es klick bei mir. Ich hatte mich in den Gesprächen mit Frau Hürlimann stark auf mein aktives Umfeld konzentriert, allen voran auf meine Mutter und meine eigene Familie. Aber da meine Mutter eine sehr herzliche, offene und liebenswerte Art hat, konnte ich diesen Abwehrmechanismus ja nicht von ihr mitbekommen haben. Ich erinnerte mich an die Gleichung »Persönlichkeit × Situation = Verhalten« und stellte mir erneut die Frage, was genau denn meine Persönlichkeit ausmachte. Ich hatte irgendwo gelesen, dass der Charakter eines Menschen viel mit der genetischen Disposition zu tun hat, aber auch mit den Erfahrungen der ersten drei bis vier Lebensjahre. Und jetzt begriff ich es plötzlich. Da gab es in meinem Leben ja noch eine weitere Person, der ich so einiges zu verdanken hatte: meinen Vater.

Nun stand plötzlich klar vor meinen Augen, welchen Zynismus mein Vater an den Tag legen konnte und wie sehr er es verstand, einen mit scharfen Bemerkungen mundtot zu machen. Und obwohl ich schon recht früh von meinem Vater getrennt worden war, hatte die kurze Zeit mit ihm offenbar ausgereicht, bei mir Spuren zu hinterlassen. Wenn wir uns später ab und zu begegneten, erlebte ich immer wieder, dass ich ihm verbal absolut unterlegen war. Ein unangenehmes, mir sonst unbekanntes Gefühl.

Dachte ich nun genauer darüber nach, so erinnerte ich mich an seine verletzende Art ebenso wie an seinen beneidenswerten IQ. Diese »Anlagen«, gepaart mit seiner psychischen Dysfunktion, machten ihn zu einer beißenden Kommunikationskampfmaschine. Doch da gab es auch die Erzählungen meiner Mutter, die ihn besser kannte als jeder andere, in denen sie ihn auch als verletzliches Wesen beschrieb, das mit seinen Gefühlen nicht klarkam.

Ich war geprägt worden von einem absoluten Zyniker, dessen Sarkasmus eine Waffe war – eine Waffe, die auch ich in mir trug. Mit dieser eigentlich nur kleinen Erkenntnis bewegte sich bei mir plötzlich etwas Großes. Ich verstand nun die Ursache, und gleichzeitig wurde mir klar, dass ich mit meinen Worten stets dann schärfer schoss, wenn ich mich bedroht fühlte. Allerdings war ich recht froh, dass ich wesentlich gemäßigter vorging als mein Vater. Auch das war manchmal noch zu viel für mein Umfeld.

Friedrich Nietzsche sagte: »Eine Schlange, die sich nicht häutet, stirbt.« Ich war nun dabei, zu wachsen und mir eine neue Haut zuzulegen.

Absicht und Wirkung harmonisieren

Frau Indermaur spricht mit einer ruhigen Stimme, ich kann mich an kein lautes Wort von ihr erinnern. (Ob das ihre Söhne auch so sehen, weiß ich nicht.) Sie wirkt auch enorm kompetent und kann sich schriftlich wie mündlich ausgesprochen gut ausdrücken. Außerdem denkt sie sehr schnell. Wenn jemand verbal so versiert ist, wird er darum beneidet, jedenfalls wünschten sich sicher viele meiner Patienten die Schlagfertigkeit von Frau Indermaur. Und dennoch hat diese Schlagfertigkeit etwas Waffenähnliches. Sie kann sich damit nicht nur außerordentlich gut verteidigen, sondern auch angreifen. Ihre direkte Art kann konfrontativ wirken. Wenn Sie Schweizerin oder Schweizer sind, wissen Sie, wie es uns manchmal mit Deutschen ergeht, die meist ausdrucksstärker und verbal schneller sind und uns gelegentlich das Gefühl geben, in eine Ecke gedrängt zu werden.

Frau Indermaur war sich ihres Eindrucks auf andere jedoch nicht bewusst, da es in ihr drin anders aussieht und sie nie jemanden vor den Kopf stoßen möchte. Und sie verpackt ihre Botschaft ja auch häufig in Humor. Ihre Kommentare sind witzig. Allerdings muss das Gegenüber das gleiche Humormodul im Kopf haben, um die Botschaft richtig zu entschlüsseln. Wer in der Lage ist, scharfe Kommentare von sich zu geben, hat, wie erwähnt, eine Waffe zur Hand beziehungsweise im Mund, aber häufig ist es ein Selbstschutz. Zynische oder sarkastische Menschen schützen sich gegen potenzielle Verletzungen, indem sie erst mal einen frechen Spruch abfeuern. Und es wirkt. Das Gegenüber ist meist eingeschüchtert. Es sei denn, der »Gegner« ist genauso gestrickt – dann beginnt ein interessantes Wortgefecht mit hohem Unterhaltungswert.

Tragisch wird es, wenn die damit erreichte Wirkung nicht der Absicht entspricht. Und das war bei Frau Indermaur der Fall. Das einschüchternde Potenzial entging ihr völlig. Denn sie hatte ja im Gegenteil Mühe mit dem Setzen und Einhalten von Grenzen. Und dass sie sich Sorgen um ihre Loyalität gegenüber ihren engsten Bezugspersonen (Ehemann, Mutter) machte, kam einem bei ihrer Schlagfertigkeit gar nicht in den Sinn.

Bei Frau Indermaur ging es also darum, zu realisieren, dass ihre Kommunikation nicht immer den gewünschten Effekt hatte und dass das am Sender lag, das heißt an ihr. Sie musste ihren Kommunikationsstil anpassen, wenn sie verstanden werden wollte, schließlich war sie die Schnelle, Präzise und Eloquente. Ihr war dies zuzumuten. Ich traute ihr aber zu, dass sie messerscharf analysierte, wie sie ihre Botschaft dem von ihr genau erfassten Zielpublikum übermitteln konnte. Sie musste sich nur angewöhnen, dies auch zu tun.

Alles halb so schlimm

Ich hatte große Fortschritte gemacht in den letzten Monaten, Einbrüche blieben jedoch weiterhin nicht aus. Und so wachte ich eines Morgens wieder einmal völlig gerädert auf. Ich fühlte mich, als wäre ein Zug über mich hinweggebrettert. Hatte ich überhaupt geschlafen? Das schlechte Schlafen war das eine, noch stressiger war das Aufschrecken mitten in der Nacht, schweißgebadet oder tränenüberströmt. Das zermürbende Nicht-Wissen, was dazu geführt hatte, was ich denn wohl geträumt hatte. Denn gleich nach dem Erwachen war da nichts mehr, an das ich mich erinnern konnte. Ich stellte lediglich fest, dass es mir nicht gut ging. Frustriert musste ich akzeptieren, dass mein Unterbewusstsein wohl gerade mal wieder auf Hochtouren lief und mich richtig forderte. Solche Nächte waren mir ein Graus: Irgendwann begann ich mich vor dem Einschlafen zu fürchten. Manchmal kam es mir vor, als liefere ich mich schutzlos und ohne eigene Kontrollmechanismen irgendetwas aus, das ich unmöglich rational erfassen konnte. Ich überließ das Steuer einem Bereich in mir, der einfach tat, was er wollte. Ich erinnerte mich eigentlich nie an meine Träume, weder im Guten noch im Bösen. Ganz selten konnte ich noch kleine Teilstücke aus einem Traum orten, direkt nach dem Erwachen.

Mit Frau Hürlimann versuchte ich nun, Gründe für meine Schlafprobleme zu finden. Folgsam hielt ich mich an all ihre Tipps in Sachen Schlafhygiene: Ich aß abends nichts Schweres, trank ohnehin weder Kaffee noch Alkohol und – das fiel mir unglaublich leicht – trieb keinen Sport am Abend, zudem aktivierte ich an allen elektronischen Geräten die Blaulichtfilter. Damit hatte ich alle Basisvoraussetzungen für einen guten Schlaf geschaffen. Trotzdem zeigte mir eine App, mit der ich seit einiger Zeit unter anderem auch meine Schlafphasen überwachte, dass ich selten in Tiefschlaf fiel und zigmal kurz aufwachte. Diese vielen Schlafunterbrechungen führten dazu, dass ich einfach nur noch müde war und oft dachte, ich hätte gar nicht geschlafen. Dazu kam noch ein paarmal dieses unerfreuliche Aufschrecken, und der Mist war gekarrt. Ich hatte den Eindruck, alles werde wieder schlechter bei mir. Früher hätte ich mich nun wohl in mein Schicksal ergeben und Platz genommen im Abwärtswägelchen meiner Achterbahn. Nun würde ich es aber nicht mehr zulassen, dass ich abstürzte.

Also führte ich mir in den Gesprächen mit meiner Therapeutin wieder vor Augen, was ich alles Positives erreicht hatte und dass manchmal alles düsterer erschien, als es war. Ich »diskutierte« die Bedrohung durch irgendwelche nicht erinnerten Träume weg, mein Wille, mich nicht fremdbestimmen zu lassen, war endlich groß genug. Das klingt nun ganz einfach, aber ich gestehe, dass es ohne die Hilfe einer Person, welche die Situation von außen betrachtete, nicht möglich gewesen wäre. Frau Hürlimann schaute sich mit mir meine Entwicklung in Sachen Gefühlsveränderungen an, und wir sahen, dass ich zwar weiterhin auf und ab schwang, aber die Höhe der Schwingungsbögen sich massiv verflacht hatte. Und mit den Gesprächen über die alltäglichen Sorgen, die mich beschäftigten, wurde gleich vieles einfacher, sodass ich nach den Sitzungen wieder etwas optimistischer nach Hause fuhr.

In der nächsten Zeit nahm ich es einfach so, wie es gerade kam. Schlechtes Schlafen? Was solls. Ich versuchte, mir dazu keine weiteren Gedanken zu machen, und vermied es, meine App zu konsultieren. Tagsüber suchte ich mir angenehme Beschäftigungen und vereinbarte Treffen mit Freundinnen, die mich ablenkten. Dort erfuhr ich von den Sorgen anderer, und irgendwie relativierten sich meine eigenen kleinen Probleme dann gleich. Als ich erkannte hatte, dass eigentlich alles gar nicht so schlimm war, wurde es jede Nacht etwas besser, bis ich wieder problemlos durchschlief und morgens frisch und munter in den Tag starten konnte.

In dieser Zeit hatte sich auch der Rückenschmerz verstärkt und dabei ein Bein in Mitleidenschaft gezogen. Wem der Rücken schmerzt, der trägt eine zu schwere psychische Last, ist gelegentlich zu hören. Ich machte mir bewusst, dass ich eigentlich gar keine so schwere Last mehr trug und dass meine Schmerzen wohl eher daher kamen, dass ich jeden Tag mehrere Stunden an der Tastatur saß und dabei bestimmt keine optimale Haltung einnahm. Also stellte ich meinen Wecker so, dass er mich jede Stunde daran erinnerte, kurz aufzustehen und mich etwas zu bewegen. Ergänzend machte ich abends neben dem Fernsehen täglich ein paar einfache Übungen, die den Rücken stärkten. Eine Wunderheilung war hier nicht zu erwarten, aber es trat etwas Besserung ein. Mein Körper reagierte offensichtlich gar nicht immer auf meinen psychischen Knall, sondern eher ganz simpel auf mangelnde Bewegung und eine falsche Haltung. War ich gar am Ende dabei, meiner Psyche nicht mehr die Schuld für alles zu geben?

Schlafhygiene

Schlafprobleme oder Schlafstörungen gehören zu den am häufigsten genannten Symptomen in meiner Praxis. Sorgen oder psychische Beschwerden können einem den Schlaf rauben. Und zu wenig Schlaf bewirkt auch eine (weitere) Einschränkung in der psychischen und physischen Verfassung. Auch Frau Indermaur hatte immer wieder Phasen, in denen sie schlechter schlief als üblich, nachts erwachte und dann auch sehr traurig war. Dank einer App konnte sie erfassen, wie tief sie schlief und wie häufig sie erwachte. Und nebst ihrem persönlichen Eindruck legte auch die Auswertung der App nahe, dass Frau Indermaur in einer Phase war, in der die Schlafqualität litt.

Bei der Diagnostik von Schlafstörungen geht es nicht darum, wie viele Stunden jemand schläft, sondern wie die sogenannte Schlafarchitektur, das heißt der Ablauf des Schlafs, ausschaut. Wer frühmorgens erwacht – ein häufiges Symptom bei Depressionen – oder wer kürzere Schlafzeiten hat, kann das als Qual empfinden, aber für den Organismus ist das nicht so belastend, wie es für unsere Psyche zu sein scheint. Messungen zeigen, dass die Leistungsfähigkeit am nächsten Tag oft weniger beeinträchtigt ist, als von den Getesteten befürchtet. Außerdem überschätzen sie die schlaffreie Zeit. Ein nächtlicher Unterbruch fühlt sich rasch an wie »mindestens die halbe Nacht wach gelegen«. Ich finde es sehr tröstlich, um diese Ergebnisse zu wissen, und ich sage mir das selbst immer wieder nach einer verkürzten Nacht. Es besteht nämlich die Gefahr, in einen Teufelskreis zu geraten: Ich liege wach und kann nicht abschalten, dann bin ich genervt, weil ich nicht schlafen kann, es entstehen Ängste und Befürchtungen, und in der kommenden Nacht setze ich mich noch mehr unter Druck und schlafe deswegen noch schlechter – und spätestens jetzt bin ich völlig angespannt und hellwach. Wer kennt das nicht?

Werden Schlafprobleme nur durch den Einsatz von Medikamenten behandelt, ergibt das selten eine befriedigende Situation, zumal die Gefahr einer Abhängigkeit von Schlafmitteln hoch ist. Anfänglich wirken diese Medikamente für die Behandlung von Ein- und Durchschlafstörungen sehr gut, sie helfen, schneller ein- und länger durchzuschlafen. Aber es gibt keinen wissenschaftlichen Beweis für eine anhaltende Besserung, wenn die Schlafmittel länger als sechs Wochen eingesetzt werden. Kurzfristig, zum Beispiel im Rahmen einer Krisenintervention, können Schlafmittel sinnvoll sein, aber bei längerem Einsatz muss nicht selten immer wieder die Dosis erhöht werden, um die gleiche Wirkung zu erzielen – Abhängigkeit und eine Verschlechterung der Schlafqualität drohen. Wenn die Mittel abgesetzt werden, kann sich der Schlaf ebenfalls kurzfristig verschlechtern, sodass es sich anfühlt, als gehe es gar nicht mehr ohne Schlafmittel.

Bei Patienten und Patientinnen mit Schlafproblemen erfasse ich zuerst möglichst genau das Schlafverhalten. Das ermöglicht mir spätere Vergleiche. Ich frage also nach Bettzeiten, der Dauer bis zum Einschlafen, der Regelmäßigkeit, dem Wochenrhythmus, der Tagesmüdigkeit, ich frage nach früheren Problemen beim Schlafen und welche Maßnahmen da ergriffen wurden. Ich frage aber auch nach Gedanken und Verhaltensweisen zum Schlaf und erkundige mich nach der Schlafumgebung oder nach Schlafproblemen in der Familie, Ernährungsgewohnheiten und körperlichen Aktivitäten. Beim Schlaf gibt es zwischen den Menschen sehr große Unterschiede, deshalb müssen Beschwerden in Relation zum gewohnten Schlaf gesetzt werden. Wenn Sie sich mit Bekannten vergleichen, die wesentlich länger schlafen können oder viel weniger Schlaf brauchen als Sie, kann das unnötig belasten.

Für mich ist auch von Interesse, wie es einem beim Träumen geht. Sind da Ängste oder Verlustgefühle im Vordergrund, oder fühlt man sich glücklich und gut beim Träumen? Dabei gehen heute viele Psychologinnen und Psychologen davon aus, dass Träume keinen tieferen Sinn oder gar Orakelcharakter haben, es also keine verschlüsselten Botschaften mit mystischem Charakter sind. Auch wenn Träume für mich mehr sind als zufälliges Neuronengeflacker, stehen bei mir nicht deren Inhalte, sondern vielmehr die Gefühle im Vordergrund, die beim Aufwachen noch vorhanden sind.

Was mache ich in der Psychotherapie bei Schlafproblemen? Ich weise den Patienten, die Patientin nach ausführlichem Befragen auf die Regeln der Schlafhygiene hin. Das sind Ratschläge wie: Vier bis sechs Stunden vor dem Schlafengehen keine koffeinhaltigen Getränke und keinen Alkohol trinken, kein schweres Essen zu sich nehmen, keinen anstrengenden Sport betreiben. Auch das blaue Licht, das von elektronischen Geräten abgesondert wird, sollte gemieden werden: Handys und Computer haben heute meistens einen Blaulichtfilter, der allerdings auch eingeschaltet sein muss, damit er wirkt. Ganz wichtig für unser Wohlbefinden ist, dass wir unsere körpereigenen Rhythmen (den zirkadianen Rhythmus) beachten: Die Erkenntnisse der Chronobiologie legen nahe, dass unsere Gefühle, das Denken und der Körper stark von unsern Zeitgebern abhängig sind. Unsere Zeitgeber sind Licht, Melatonin (ein Hormon, das die Hirnanhangsdrüse ausscheidet), Essen, die körperliche Aktivität und das soziale Umfeld. Leider ist es bei Schlafproblemen auch wichtig, tagsüber dem Drang nicht nachzugeben, sich schlafen zu legen, denn dann wird es am Abend umso schwieriger. Anders ist die Situation für Menschen, die sich von einer körperlichen Krankheit oder einem Unfall erholen: Sie müssen unter Umständen tagsüber wirklich einem erhöhten Schlafbedürfnis nachgeben.

Eng mit der Schlafqualität hängt auch die psychische Verfassung tagsüber zusammen. Frau Indermaur erlebte immer wieder einzelne Tiefs, die sie Schlaglöcher nannte. Solche Schlaglöcher sind normal auf dem Weg zur Besserung. Der Weg aus einer psychischen Krise verläuft selten gradlinig, sondern meist wellenförmig. Die Richtung gegen oben sollte jedoch grob stimmen. Wer sich gerade auf einem Teilstück befindet, auf dem es leicht hinabgeht, kann den Eindruck haben, es würde einfach nicht besser werden. Solche Schlaglöcher sind schwer zu ertragen. Dann mache ich die Patientin, den Patienten darauf aufmerksam, doch das ganze Bild zu betrachten, und wir stellen gemeinsam den Überblick her. Meistens handelt es sich nämlich nur um eine kurze Abwärtsbewegung.

Frau Indermaur und ich beobachteten, wie häufig die Schlaglöcher auftauchten, und vor allem, wie lange Frau Indermaur darin stecken blieb. Und natürlich besprachen wir, was ihr akut hinaushelfen konnte. Frau Indermaur erkannte, dass Verabredungen mit Freundinnen, Spaziergänge und auch die Tageslichtlampe einen positiven Einfluss hatten. Glücklicherweise bekam sie in dieser Phase auch die Bestätigung aus ihrer Familie, dass es ihr doch insgesamt besser gehe. Ein solcher Hinweis von außen auf das Gesamtbild kann unglaublich hilfreich sein.

Begegnung im Schutzgehege

Wenn ich inzwischen etwas begriffen hatte, dann die Tatsache, dass Gefühle kaum steuerbar sind. Wie so viele Menschen überrollten sie mich immer wieder, und Kopf und Herz taten allerlei, aber nur selten in Kooperation. Es passierte durchaus, dass mein Kopf ganz klar wusste, wie ich zu fühlen hätte, doch mein Herz ließ mich etwas ganz anderes spüren. Dieser Prozess mag ja durchaus auch Schönes zu bieten haben, man denke zum Beispiel an frisches Verliebtsein, bei dem nur noch das Herz spricht und jegliche Vernunft erst einmal über Bord geworfen wird. Mit zunehmendem Alter aber lernen wir, dass die Vernunft stets siegen und nicht zu viele Gefühle zugelassen werden sollten.

Je länger ich zu Frau Hürlimann ging, desto größer wurde mein Wunsch, sie auch persönlich näher kennen zu lernen. Sie war ja nicht meine erste Therapeutin. Ich hatte bereits zuvor zwei Anläufe genommen bei Psychiatern. Der erste thematisierte häufig seine eigenen Probleme, und am Ende war ich sogar erleichtert, als er seine Praxis schloss. Der zweite hörte mir offenkundig nicht zu, und ich fragte mich, ob er mich überhaupt ernst nahm. Er hatte eine sehr intensiv zu betreuende Klientel, und diese »schweren Fälle« schienen ihn deutlich mehr zu interessieren als eine gelangweilte Hausfrau, die depressiv verstimmt war, aber eigentlich keinerlei Sorgen hatte. Von dieser Berufsgruppe hatte ich erst einmal die Nase voll.

Mein dritter Versuch hatte mich zu Frau Hürlimann geführt. Das Bild auf ihrer Website war sympathisch und die Tatsache sehr erfreulich, dass sie nicht Psychiaterin, sondern Psychotherapeutin war. Zudem gefiel mir, dass ihr beruflicher Werdegang sehr vielseitig und fundiert daherkam, sie schien eine echte Praktikerin zu sein. Ich wusste, dass ich mich mit ihr auf sehr persönliche Gespräche einlassen würde, um das loszuwerden, was mich beschäftigte. Und ich hatte Glück: Die Chemie zwischen uns stimmte. Bereits in unseren ersten Gesprächen fühlte ich mich gut aufgehoben und war bereit, mich zu öffnen – in dem sicheren Wissen, dass ich dafür weder infrage gestellt noch kritisiert wurde. Ich entwickelte eine große Sympathie für sie. Und da saß ich nun mit dieser Frau, die ich so interessant fand, und sie führte unsere Gespräche nur in meine Richtung und hielt mich damit auf Distanz. Ich war frustriert. Wie selten traf ich jemanden wie sie, und nun musste ausgerechnet diese Person auf einem Sockel stehen, sodass ich nicht an sie herankam!

Kürzlich habe ich eine TV-Dokumentation gesehen, in der es um eine Auffangstation für wilde Tiere in Guatemala ging. Sehr bewegend war das Beispiel eines jungen Affen, der verletzt eingeliefert wurde und aufgepäppelt werden musste, bevor er wieder in die Wildnis entlassen werden konnte. Das Problem waren nicht seine Verletzungen, vielmehr war es schwierig, dem kleinen Affen einerseits Nähe zu geben und sich andererseits abzugrenzen. Kümmerten die Menschen sich zu sehr um ihn, würde er sich an sie gewöhnen und in freier Wildbahn nicht lange überleben. Und bekäme er zu wenig Zuwendung, würde er kläglich eingehen. Ein wenig kam auch ich mir so vor: Frau Hürlimann musste auf mich eingehen und Nähe schaffen. Und gleichzeitig gab es die berufsethischen Normen, die als Sicherheitsnetz dienten und dafür sorgten, dass ich einfach ein weiteres Arbeitsprojekt für sie war.

Selbst wenn ich Frau Hürlimann viel lieber in freier Wildbahn begegnet wäre, war die Situation so, wie sie eben war. Ich bemühte mich also, mich nicht selbst zum Affen zu machen und Kopf vor Herz zu stellen.

Die Therapeut-Patient-Beziehung

Der Erfolg einer Therapie hängt, wie bereits gesagt, zu einem großen Teil von der Beziehung Patient–Therapeut ab. Worum geht es bei dieser Beziehung? An erster Stelle steht hierbei das Vertrauen. Wertschätzung, Empathie und Echtheit sind weitere wichtige Variablen. Ein Patient muss sich auf seinen Therapeuten verlassen können, er muss auch darauf bauen können, dass dieser die Schweigepflicht einhält. Außerdem darf ein Patient eine faire, wertfreie, aber auch authentische Reaktion erwarten. Die Patient-Therapeut-Beziehung steht übrigens oft exemplarisch für andere Beziehungen: Eine Patientin, die sich gegenüber ihrer Therapeutin kaum öffnen kann, tut das vermutlich auch in anderen Beziehungen nicht. Wenn mir so etwas auffällt, kann ich das ansprechen und dabei möglichst wertfrei auf Muster hinweisen. Dann sage ich beispielsweise:»Mir fällt auf, dass Sie die meisten meiner Aussagen hinterfragen. Kennen Sie diese Rückmeldung? Geht es andern Menschen in Ihrem Umfeld auch so?« Im Idealfall lautet die Antwort:»Genau das sagen mir meine Arbeitskollegen auch immer!«, und schon sind wir mittendrin in einem Muster und können es bearbeiten.

Bei einigen wirkt die Beziehung Patient–Therapeut sogar wie eine »Nachsozialisation«: Wer nie eine verlässliche Beziehung erfahren durfte, weil die Eltern beispielsweise suchtkrank und gewalttätig waren, kann von einer verlässlichen Beziehung zum Therapeuten, zur Therapeutin profitieren. Es geht also um mehr, als dass nur die Chemie stimmen muss (was natürlich trotzdem sehr wichtig ist!). Der Patient, die Patientin darf auch Zugewandtheit erwarten, denn durch unangenehme und unverarbeitete Erlebnisse befinden sich viele in einer Isolation, und diese gilt es in der Therapie aufzuheben; das schafft Heilung.

Was Patienten von ihrem Therapeuten nicht erwarten dürfen, ist, dass dieser ihr Störungsbild selbst durchlebt hat. Ich bin überzeugt, dass ich Menschen mit verschiedensten Problematiken behandeln kann, auch wenn ich nie darunter gelitten habe. Eine Therapeutin kann die Patientin erfolgreich begleiten und behandeln, auch wenn sie in einer anderen Situation steckt. Die andere Perspektive kann sogar bereichernd sein.

Wer sich einem Therapeuten gegenüber öffnet, vertraut ihm sehr viel Intimes an, sodass man sich ihm schnell sehr nahe und verbunden fühlt. Das kann sogar dazu führen, dass man sich in den Therapeuten verliebt. Es ist verzwickt: Einerseits muss Nähe denkbar sein, um sich anvertrauen zu können, andererseits bewirkt das Sich-anvertrauen-Dürfen eine große Nähe, die falsch interpretiert werden kann. Niemals darf eine Therapeutin dies ausnutzen und zu viel Nähe zulassen. Das ist unprofessionell und verstößt gegen unsere berufsethischen Normen. Auch den Therapierenden muss immer bewusst bleiben, dass der Wunsch nach Nähe nichts mit der eigenen Person zu tun hat, sondern lediglich mit der Situation, die geschaffen wurde, damit der Patient sich öffnen kann. Leider gibt es trotzdem immer wieder Berichte über missbräuchliche Beziehungen.

Natürlich entsteht auch bei mir im Laufe der Therapie ein Gefühl von Nähe zu den jeweils Therapierten, aber ich muss sie auch wieder loslassen können. Und natürlich fällt auch mir die Arbeit leichter, wenn ich sie mag. Glücklicherweise ist das bei mir meistens der Fall. Vielleicht hat der scherzhafte Spruch unter Therapeuten und Ärzten eine gewisse Gültigkeit: Wir haben die Patienten, die wir verdienen.

Abschied auf Raten

So wie ich mich noch bestens an den Tag erinnere, an dem wir über die Erkrankung meines Mannes informiert wurden, habe ich auch das letzte Gespräch im Spital vor Augen. Der Arzt erklärte uns, dass mein Mann nun keinen Krebs mehr habe, und machte sogar einen dummen Spruch dazu: nämlich dass Philipp – mangels Magen – nun nie mehr Magenkrebs bekommen könne. Natürlich waren wir erleichtert, aber ich sah auch das Fragezeichen in den Augen meines Mannes. Mir selbst fiel ein Stein vom Herzen, denn ich hatte bis dahin enorme Ängste ausgestanden. Doch so ganz konnte ich der frohen Botschaft nicht trauen. Mein Mann mit seiner unglaublich positiven Grundhaltung beschloss hingegen, jedwedes Damoklesschwert schlicht zu ignorieren und sein Leben nicht von Sorgen bestimmen zu lassen.

Bis dahin war er einen langen Weg gegangen. Ihn dabei zu begleiten, war oftmals schmerzhaft gewesen und hatte mich mitunter auch überfordert. Aber es war eigentlich immer klar, dass wir das gemeinsam meistern würden. Wie Frau Hürlimann geraten hatte, war Philipp nach seiner Operation langsam wieder ins Arbeitsleben eingestiegen. Er hatte mit wenigen Stunden täglich begonnen und erst einmal nur das Wichtigste übernommen. Dadurch, dass er den Mitarbeitern aber auch telefonisch zur Verfügung stand, wenn er zu Hause war, fand er recht schnell wieder den Anschluss und erfuhr, was in seiner Firma lief. Während seiner

Abwesenheit hatten sich unsere Angestellten allerdings wirklich tapfer geschlagen und viel Einsatz gezeigt, sodass es keine großen Lücken gab. Trotzdem waren alle froh, als er wieder da war. Bei besonderen Problemen konnte nun viel rascher eine Lösung gefunden werden – auf sein Fachwissen war Verlass. Sie begegneten ihm aber auch mit großem Verständnis, als er verkündete, dass er nicht mehr Vollzeit arbeiten wolle. Auch die Arbeitsweise meines Mannes hatte sich in den letzten Monaten verändert: Er konnte plötzlich problemlos delegieren und schaffte in kürzerer Zeit viel mehr, weil er nun fokussiert arbeitete, was ihm früher eher fremd gewesen war. Es schien, als hätte er gelernt, wie wichtig jede Sekunde seines Lebens ist.

Ganz ohne Hürden verlief seine Rückkehr in die Arbeitswelt allerdings nicht. Er, der ein unglaubliches Elefantengedächtnis hatte, vergaß manchmal wichtige Dinge. Damit ging er aus meiner Sicht aber fantastisch um, indem er seinem Umfeld das Problem erklärte und immer wieder darauf hinwies, dass man seine Entscheidungen am besten aufschrieb und sich von ihm unterzeichnen ließ, damit es später keine Diskussionen gab. Zum Glück litt sein fachliches Wissen in keiner Weise. Dadurch, dass er ein Experte auf seinem Gebiet war, erfuhr er auch immer wieder die Bestätigung, dass er sehr wertvolle Arbeit leistete. Ich glaube, wenn man eine solche Krankheit durchmacht, werden Zweifel an der eigenen Daseinsberechtigung plötzlich ein Thema. Man glaubt, zu nichts mehr zu taugen, trotz aller gegenteiligen Beteuerungen. Wirklich wirksam sind da wohl nur die eigenen Erfahrungen – wenn man seine Qualitäten unter Beweis stellen und den Erfolg selbst spüren kann.

Wir hatten im Verlauf der Krankheit gut als Team funktioniert und uns immer dann ergänzt, wenn es nötig gewesen war. Nun ging ein wichtiger Abschnitt zu Ende, und es schien langsam an der Zeit, meine Besuche bei Frau Hürlimann zu reduzieren. Auslöser für meine Therapie war ursprünglich gewesen, dass zu meinen eigenen Problemen plötzlich noch die schwere Krankheit meines Mannes hinzugekommen war. In den Gesprächen mit Frau Hürlimann konnte ich gleich beides verarbeiten, und ich war echt froh, dass meine Wahl damals auf sie, eine in der Onkologie erfahrene Therapeutin, gefallen war. Nun aber sollte der Krebs der Vergangenheit angehören, und für meinen restlichen Knall hatte ich mittlerweile viele neue Erkenntnisse und Werkzeuge im Gepäck. Wir verlängerten den Zeitraum zwischen unseren Sitzungen, und siehe da, das ging auch.

Nichts bleibt, wie es war

Familie Indermaur war jetzt mittendrin in einer Phase, die ich den »Weg zurück zur Normalität« nenne. Vom Krebs Genesende müssen langsam wieder im Alltag ankommen. Für Angehörige ist es nicht immer einfach, jemanden in dieser Phase zu begleiten. Dabei hilft es meist, wenn man die Seite der Krebsbetroffenen kennt. Deswegen hier noch ein paar Worte über mögliche Herausforderungen beim Wiedereinstieg in die »Normalität«.

Da ist zum Beispiel die Fixierung auf körperliche Veränderungen, die ehemaligen Krebskranken die Rückkehr in den inzwischen meist fremd gewordenen Alltag erschweren kann. Sie werden vom Arzt dazu aufgefordert, sich zu melden, sobald sie eine Veränderung feststellen. Und wer das Damoklesschwert eines möglichen Rückfalls über sich hängen hat, für den ist es durchaus ratsam, den eigenen Körper gut zu beobachten. Leider beeinträchtigt es nicht selten die Lebensqualität von Betroffenen und Angehörigen, wenn jemand zu stark auf Veränderungen fokussiert ist und dadurch auch normale körperliche Erscheinungen als krankhaft wahrnimmt. Die daraus resultierende Angst und Nervosität kann die Symptome noch verstärken, und man gerät in einen Teufelskreis, der die ganze Familie mit nach unten ziehen kann. Schwierig ist in diesen Situationen auch, dass sich im Körper häufig wirklich einiges verändert hat. Herr Indermaur hat beispielsweise keinen Magen mehr – natürlich ist dadurch vieles anders und fühlt sich auch anders an.

Auch benötigen vom Krebs Genesende für den Wiedereinstieg häufig mehr Zeit, als viele annehmen. Das Umfeld erwartet nicht selten, dass der

Betroffene nach Beendigung der Behandlung wieder voll und möglichst unverändert in den Alltag einsteigt. Frau Indermaur gelang es meiner Meinung nach, ihrem Mann diese Zeit zu geben. Aber auch im Hause Indermaur war nun nicht alles wieder beim Alten – das ist es selten in einer solchen Situation. Manchmal fragen mich Patienten vor oder während einer Behandlung, ob sie nach der Behandlungstortur wieder die Alten sein würden. Dann antworte ich ehrlich, dass sich die meisten nicht mehr gleich fühlten, dass dies aber nicht bedeute, dass dies schlechter sei. Im Gegenteil. Dennoch ist es nicht mehr wie früher. Sehr oft höre ich von Genesenden, dass sich ihre Lebensqualität verbessert habe, und das sagen sie nicht nur, um sich besser zu fühlen. Häufig haben sich durch die Erkrankung und das Nahe-an-der-Schwelle-Stehen tatsächlich die Prioritäten geändert, vieles hat sich relativiert. Einige lösen sich zum Beispiel von energiefressenden Bekannten oder überfordern sich nicht mehr ständig im Job. Oder sie haben gemerkt, dass sie auch glücklich sein können, ohne an zwei Abenden der Woche die Junioren zu trainieren. Vielleicht sogar glücklicher.

Gleichwohl bleibt das Risiko eines Rückfalls. Heutzutage hört kaum mehr jemand von einem Arzt:»Sie sind jetzt geheilt.«Vielmehr heißt es:»Die Behandlung ist abgeschlossen.«Damit kommen nicht alle gleich gut zurecht. Betroffene entwickeln meist eine eigene Strategie, beispielsweise indem sie jeden Gedanken an einen Rückfall ausblenden oder zweckoptimistisch werden; für Angehörige ist das manchmal schwieriger, und sie belasten sich mit Sorgen über vermeintliche Probleme, die sie nicht lösen können.

Frau Indermaurs unermüdliches Dasein und Aussitzen hat sich jedoch gelohnt, und Herr Indermaur konnte nach und nach in seinen Arbeitsalltag einsteigen. Das tat auch Frau Indermaur gut, sodass wir den Sitzungsrhythmus vergrößern konnten. Üblicherweise sehe ich die Patienten dann nur noch in lockeren Abständen. So können sie stabile Phasen mit therapiefreier Zeit genießen und haben dennoch die Möglichkeit, auf Veränderungen oder Verschlechterungen zu reagieren.

Ein gut bestelltes Feld

Sicheren Schrittes verließ ich die Praxis. Die letzte Stunde war wie im Flug vergangen, und es hatte richtig Spaß gemacht, sich noch einmal mit Frau Hürlimann auszutauschen. Denn heute gab es nur wenige Fragen, keine Suche nach irgendwelchen verankerten Verhaltensweisen und auch keine offenen Problemstellungen. Vielmehr stellten wir miteinander fest, dass es nun in Ordnung war, dass ich nicht mehr hierherkam. Wir haben unsere Gespräche noch einmal an uns vorbeiziehen lassen und festgehalten, wie weit ich damit gekommen war.

Bereits in den Wochen zuvor fanden meine Besuche bei Frau Hürlimann in immer größeren Zeitabständen statt. Dabei hatten wir mehrheitlich nur noch über positive Aspekte gesprochen. Wir unterhielten uns über meine Zukunftspläne und bemerkten außerdem, dass das einst empfindliche Pflänzchen, das ich mit meinen Tränen getränkt hatte, zu einem zwar noch jungen, aber gut entwickelten Baum herangewachsen war. Frau Hürlimann hatte mein Psychofeld gut bestellt, und nun war es an mir, meine Wurzeln zu stärken und dem Himmel entgegenzuwachsen. Natürlich brachte mich ein starker Sturm immer noch zum Schwanken, aber ich fühlte mich nun ausreichend verankert, um vieles zu überstehen. Tatsächlich ging ich aber auch davon aus, dass eine so massive Krise wie die, die ich in den letzten zwei Jahren durchlebt hatte, sich kaum wiederholen würde. Und seien wir mal ehrlich: Im Vergleich zu der Angst, den geliebten Partner zu verlieren, ist doch alles andere nur halb so wild.

Überhaupt hatte ich gelernt, Probleme und vermeintliche Bedrohungen erst einmal einfach stehen zu lassen. Ich rede jetzt nicht von einem Sohn, der blutend durch die Haustür fällt, sondern über Dinge, die mich etliche Jahre immer wieder beschäftigt hatten. Egal, ob ich an meinen Fähigkeiten zweifelte oder nicht gut genug für andere zu sein glaubte, ob ich ab und zu mal ratlos bei der Kindererziehung war oder meine Partnerschaft infrage stellte: Es war immer hilfreich, zusammen mit Frau Hürlimann einen Perspektivenwechsel vorzunehmen und so zu tun, als schwebe ich über dem realen Geschehen – denn betrachtete ich die Dinge mit etwas Abstand, sah alles gleich anders aus. Manchmal war es schwierig, anstrengende Gefühle auszuhalten, und manchmal fehlte mir einfach die Geduld, abzuwarten. Doch in unseren letzten Gesprächen konnte ich immer wieder von Erfolgen im Umgang mit meinen Emotionen berichten, und mit jeder Situation, die ich mit Frau Hürlimann durchsprach, wuchs mein Selbstvertrauen. Ich konnte nun problemlos an gesellschaftlichen Anlässen teilnehmen, sosehr sie mich manchmal langweilten. Ich weinte auch viel seltener und stellte mich nicht immer gleich infrage, sondern überprüfte auch mal die Situation selbst und das Verhalten der anderen.

Jetzt, bei unserem letzten Gespräch, fühlte ich mich sehr entspannt und hatte den Eindruck, gut angekommen zu sein. Mein emotionales Fass hatte einen Level erreicht, der ganz okay war, und ich hatte verschiedenste Techniken erlernt, dank derer ich bei Bedarf auch selbst etwas Druck ablassen konnte. Dennoch hatte diese letzte Sitzung etwas Wehmütiges: Ich würde Frau Hürlimann nun nicht mehr sehen und nicht mehr sprechen. Während vieler Monate war es unglaublich hilfreich gewesen, zu wissen, dass da jemand war, dem ich mich anvertrauen konnte. Jemand, der mir helfend zur Seite stand, wenn ich ihn brauchte. Jemand, der sich bei Krebserkrankungen ebenso gut auskannte wie mit Depressionen und vieles gut verständlich erklären konnte, wenn ich gerade nicht weiterwusste.

Während der letzten Wochen war meine Gemütslage mehrheitlich sonnig gewesen, aber das Wissen, dass ich nun definitiv Abschied nehmen musste, ließ doch kurz ein paar Wolken aufziehen. Eigentlich wollte ich gar nicht von meiner Therapeutin Abschied nehmen, hatte aber bestens verstanden, dass die Zeit dafür gekommen war. Und weil ich definitiv keine Meisterin in Sachen Trennung bin, fehlten mir die Worte. Eine für Frau Hürlimann sicher neue Erfahrung, denn bisher konnte sie mich meistens kaum stoppen.

Nur noch ein paar Minuten, in denen ich ein wenig ratlos dasaß. Kämpfte nicht vielleicht auch sie gerade ein ganz klein wenig damit, dass sie mich ziehen lassen musste? Vermutlich bloßes Wunschdenken, aber was solls. Während mein Blick ein letztes Mal die Person mir gegenüber scannte, fiel es mir plötzlich auf: Frau Hürlimann trug dieselbe Lederhose wie zu Beginn meiner Therapie. Jetzt schloss sich also der Kreis. Und mit dem Lächeln, das sich bei der Erinnerung an unsere erste Begegnung im Lift auf meinem Gesicht breitmachte, fiel mir der Abschied gleich viel leichter.

Erfolge würdigen

Als Frau Indermaur und ich unsere letzte Therapiestunde vereinbarten, war das nicht von langer Hand geplant. Das sind diese letzten Stunden nie, sie ergeben sich meist recht spontan, zum Beispiel mit der Frage:»Was meinen Sie, wollen wir versuchen abzuschließen? Machen wir in einem Monat unsere letzte Stunde?« Ich bin sehr dafür, das Abschließen und die letzte Stunde explizit anzusprechen, damit das Abschiednehmen einen Ritualcharakter bekommt. Loslassen und Abschließen sind keine einfachen Dinge, aber sie sind ganz natürlich und gehören zu unserem Leben. Und wenn es uns dabei gelingt, eine gute Erfahrung dazuzugewinnen, haben wir viel erreicht.

Überhaupt hatte Frau Indermaur viel erreicht. Ihre Lebensqualität war offensichtlich gestiegen, dadurch dass sie gelernt hatte, ihre Schlaglöcher besser auszuloten und auszugleichen. Sie hatte auch ihre Ressourcen sehr gut aktivieren können und außerdem einige Muster, die ihr Verhalten prägen, bewusst wahrgenommen, die dazugehörigen Einflüsse aus der Kindheit analysiert und ihre Verhaltensweisen bewusst verändert. Sehr deutlich war das an ihrem Kommunikationsverhalten zu erkennen, Innen- und Außensicht waren kongruenter geworden. Und all diese Entwicklungen erfolgten nicht strukturiert nacheinander, sondern scheinbar zufällig – nach Frau Indermaurs eigenem Tempo und je nach ihrer Bereitschaft, sich mit den Themen auseinanderzusetzen.

In Abschlussstunden ist es mir immer wichtig, dass wir nochmals den zurückgelegten Weg Revue passieren lassen. Frau Indermaur hatte wirklich einen beachtlichen Weg hinter sich. Sie hatte einiges erlebt und viel ausgehalten und sich auch wieder neu kennen gelernt. Ein solcher Weg soll und darf gewürdigt werden. Zumal Familie Indermaur es einfach vorbildlich gemacht hatte: Die Kernfamilie funktionierte gut, dysfunktionale Gedanken über die Entstehung des Magenkrebses bei Herrn Indermaur gab es kaum (oder wurden mir nicht zugetragen), die Eltern involvierten die Kinder, gestanden ihnen bei der Verarbeitung aber sehr viel Freiraum und Individualität zu. Und sie konnten Hilfe von außen in einem gesunden Ausmaß annehmen.

Wir besprachen in unserer letzten gemeinsamen Stunde auch, was Frau Indermaur als hilfreich empfunden hatte. Dabei geht es mir nie darum, zu erfahren, ob ich als Therapeutin gut war, die Beantwortung dieser Frage möchte ich niemandem zumuten. Es ist mir jedoch wichtig, zu erfahren, was geholfen hat, denn das ermöglicht es, vorwärtszuschauen und, wie im Fall von Frau Indermaur, wahrzunehmen, was ihr im Sinne einer Prophylaxe bei weiteren Schlaglöchern wieder nützlich sein könnte.

Mit einem herzlichen »Melden Sie sich bei Bedarf!« verabschiede ich dann den Patienten. Ich freue mich immer, wenn ich mal wieder etwas höre, wenn mir jemand ein Feedback gibt. Aber dies geschieht selten, und ich denke, das ist auch gut so, schließlich bin ich irgendwann nicht mehr Teil ihres Lebens, und das soll ja auch so sein. Es ist enorm schön, jemanden, und indirekt auch eine ganze Familie, eine Zeit lang begleiten zu können, und ich finde, dass ich einen Traumberuf habe. Trotzdem muss auch eine Therapeutin akzeptieren können, wenn die Zeit um ist. Ich habe großes Vertrauen in Frau Indermaur und ihr Umfeld und weiß, dass sie es schaffen wird. Das hilft natürlich sehr beim Loslassen.

Epilog

Während ich diese Zeilen schreibe, sitze ich, von Sonnenstrahlen gewärmt, an einem kleinen Tischchen, vor mir einen dampfenden Café au Lait. Wir hatten uns statt für unser Ferienhaus in Florida für Südfrankreich entschieden, da die Anreise viel kürzer ist. Noch blühen sie nicht, die weiten Lavendelfelder, auf die ich gerade versonnen blicke. Die ersten Grillen zirpen in der Mittagshitze, und ihr Gesang wird kurz gestört durch das Geknatter eines Deux Chevaux auf der nahe gelegenen Landstraße. Ansonsten ist es hier im Moment herrlich ruhig. Ich genieße die freien Stunden, die ich der Idee meines Mannes verdanke, heute mit dem Rest der Familie einen Ausflug nach Nizza zu machen. Während am Morgen noch emsiges Treiben am Frühstückstisch herrschte, ist es nun beinahe gespenstisch still. Ich freue mich auf ein paar Tage Entspannung, und gleich doppelt, weil meine ganze Familie inklusive Freundinnen der Herren Söhne mit dabei ist.

Knapp drei Jahre sind vergangen seit meiner letzten Therapiesitzung. Joshua hat in der Zwischenzeit sein Studium beendet und eine spannende Stelle bei einem großen Unternehmensberater angetreten. Er lässt sich von niemandem drängen und ignoriert mehrheitlich alle Wünsche seines Umfeldes, wenn sie ihm nicht so recht passen. Im Gegensatz zu früher stresst er sich nun aber selbst und tritt damit leider ein wenig in meine Fußstapfen. Wie gern würde ich ihm erklären, dass Emotionen so viel wertvoller sind als alles

Geld auf der Bank, das er eifrig anvisiert. Doch er wird diese Erfahrung selbst machen müssen, genauso, wie ich auch erst einiges lernen musste. Patrik ist bis über beide Ohren verliebt und bereit, einfach alles zu tun für seine Angebetete. Er muss bei der Arbeit niemandem beweisen, was er leisten kann, denn er ist noch immer selbständig, und seine Läden laufen erfreulich gut. Im Gegensatz zu seinem älteren Bruder legt er großen Wert auf das persönliche Wohlbefinden und definiert dieses nicht über Geld. Er lebt mir vor, wie wertvoll ein funktionierendes soziales Umfeld ist. Und Emanuel beginnt in einigen Monaten eine Lehre als Kaufmann und freut sich im Moment einfach darauf, endlich die Schule zu beenden. Zu unser aller Freude hat er die Pubertät nun definitiv hinter sich gelassen, und hey, wir haben auch das überlebt!

Vergnügt hat mir meine Familie heute früh mitgeteilt, dass es Zeit für mich wäre, an meinem Buch weiterzuarbeiten. Das Großartige ist, dass meine Männer mir dies nicht etwa sagen, weil sie Ruhe vor mir haben wollen und allein losziehen möchten. In den letzten Jahren haben wir gemeinsam herausgefunden, dass man füreinander da sein kann, ohne dass wir einander einengen. Und dass man durchaus auch die Überzeugungen anderer akzeptieren kann, selbst wenn man sie nicht teilt. Überhaupt haben wir sehr viel gelernt über das Leben. Und aus diesen Lehren resultiert unter anderem auch unsere Rücksichtnahme und gegenseitige Unterstützung. Weshalb mir meine liebe Familie rät, endlich einmal in die Gänge zu kommen und das für mich so wichtige Buchprojekt abzuschließen. Und das will ich ja eigentlich auch. Wobei ich mich aber bereits mehrfach habe ablenken lassen – sogar alle Betten habe ich gemacht.

Mein Mann Philipp ist bei bester Gesundheit und unglaublich fit. Zwar zwackt es manchmal in seinem Rücken, aber das ist wohl einfach eine Erscheinung des Alters und langer sitzender Tätigkeit am Computer geschuldet. Und natürlich kämpft er weiterhin manchmal mit der Nahrungsaufnahme. Nach zu viel Zucker oder Brot wird ihm regelmäßig übel, und obwohl wir in den letzten Jahren sehr viele Erfahrungen gesammelt haben, was er verträgt und was nicht, gibt es immer mal wieder Probleme. Zum Glück ist mein Mann ein Kämpfer. Natürlich findet er es nicht toll, wenn es ihm nach dem Essen schlecht geht. Aber er kann das recht gut wegstecken und betrachtet es als Preis für sein Überleben.

Wenn ich mich an die Gleichung »Verhalten = Persönlichkeit × Situation« erinnere, erkenne ich, dass die Faktoren sich bei ihm massiv verändert haben. In seinem Fall hat die Situation dazu geführt, dass mittlerweile auch einige Aspekte seiner Persönlichkeit sich verändert haben: Heute ist Philipp manchmal launisch und braust wegen Kleinigkeiten auf. Er meldet viel schneller, wenn ihm etwas nicht passt. Und er ist manchmal dünnhäutiger als früher. Nicht immer kann ich nachvollziehen, was ihn gerade gepackt hat, aber die ganze Familie weiß, dass man ihm dann am besten aus dem Weg geht, bis seine Laune sich wieder bessert, und das dauert meist nicht lange. Einer seiner wichtigsten Werte ist weiterhin die Familie, und sie wird von ihm mit allen Mitteln geschützt. Und genau wie ich genießt er es sehr, wenn wieder einmal alle seine Lieben um ihn herum sind, denn auch das wird seltener, weil unsere Kinder ihre eigenen Wege gehen, Wege, die nicht unbedingt durch unser Wohnzimmer führen.

Eine der Lehren, die Philipp aus der Krankheit gezogen hat, war sicher, dass wir jeden Tag leben sollten, als wäre es der letzte. Und diese Haltung konnte er zum Glück in seinen Alltag hinüberretten. Wenn ihm etwas wichtig ist, so tut er es und lässt sich nicht aufhalten. Und wenn ihn niemand dabei begleiten will, geht er halt allein – das hätte er früher nie getan. Freiheiten muss man sich nehmen und anderen lassen.

Wir streiten nun etwas mehr. Da unser Streitlevel aber von jeher sehr tief war, verkraften wir das ganz gut. Vielleicht hat sich unsere Kommunikation sogar verbessert, dadurch dass wir nicht mehr alles herunterschlucken und akzeptieren. Gleiches gilt auch bei der Arbeit. Hier gibt Philipp, der ansonsten sehr umgänglich, sozial und harmoniebedürftig ist, bei Gelegenheit auch mal deutlicher den Takt an. Das erschreckt die Mitarbeiter zwar, kommt aber niemals unfair daher.

Und ich? Mir geht es gut. Ich bin meistens zufrieden mit meinem Leben, aber natürlich nicht immer. Ich bin gesund, aber natürlich nicht immer. Ich habe einiges in meinem Leben geändert, aber nicht alles. Dank der Psychotherapie ist es mir gelungen, eine der schwersten Zeiten in meinem Leben durchzustehen. Dabei bin ich mir auch bewusst geworden, dass ich einmal noch etwas anderes mit meinem Leben hatte anfangen wollen. Und da die Zeit dazu reif war – die Kinder brauchten mich nicht mehr, und auch mein Mann kam wieder allein klar –, habe ich tatsächlich noch einmal die Schulbank gedrückt: Ich stehe kurz vor meinem Master-Abschluss im Bereich Arbeits- und Organisationspsychologie und werde danach als Coach mein Wissen weitergeben. Damit erfülle ich mir einen lange auf Eis gelegten Traum.

Die Gespräche mit Frau Hürlimann fehlten mir sehr. Zunehmend gelang es mir jedoch, meine Achterbahn allein zu fahren, zumal ich diese gar nicht mehr so bedrohlich fand. Wenn ich reden wollte, hielt ich mich an meine nun vertieften alten und die neuen Freundschaften. Das klappte ganz gut, denn ich war mir mittlerweile auch klar darüber geworden, dass meine Tage nicht zu hundert Prozent eitel Sonnenschein sein müssen (achtzig Prozent reichen völlig aus).

Ich habe heute gute und weniger gute Tage, wie wir alle. Kopf und Herz laufen nicht immer synchron. Mein Körper meldet sich immer noch, wenn ihm nicht passt, was mein Geist gerade plant. Aber etwas Wesentliches hat sich geändert: Ich kann damit umgehen. Meistens. Und immer besser. Ich höre mehr auf mich selbst, akzeptiere in der Regel, wie ich bin, und baue auf gute Kommunikation und Freundschaften. Und ich danke jeden einzelnen Tag dafür, dass es uns so gut geht. Ich habe sehr viel gelernt und bin noch lange nicht fertig damit. Die eine oder andere psychische Baustelle gibt es noch. Aber es lohnt sich, an diesen zu arbeiten, immer wieder nachzubessern und dann mit Stolz auf ein gutes Fundament zu blicken. Wie ein Damoklesschwert hängt allerdings noch Philipps Krankengeschichte über mir. Die Furcht, dass der Krebs wieder aufflackern könnte, hat sich tief eingegraben und wird wohl nie ganz verschwinden. Ich versuche aber, es so zu halten wie mein Mann: Der Magenkrebs ist weg. Alles andere steht in den Sternen und entzieht sich unserem Einfluss.

Während ich beim Schreiben dieser Zeilen gedanklich immer wieder abdrifte und Revue passieren lasse, was mir das Schreiben selbst gebracht hat, fährt ein Auto vor. Munteres Geplapper quillt aus ihm heraus, sowie sich die Türen öffnen. Meine Familie kehrt zurück. Schlagartig füllt sich das Haus mit Energie und Gelächter. Philipp und Joshua bringen die auf dem Markt erstandenen Einkäufe in die Küche, Emanuel und Patrik folgen ihnen, eifrig in eine Diskussion über ein neues Game vertieft. Die Freundinnen der Jungs verziehen sich mit ihren Einkäufen in die Zimmer und scheinen zufrieden zu sein.

Unter meinem Tischchen in der Sonne streckt sich schläfrig unser neustes Familienmitglied, ein Terrier. Dann steht er auf, und gemeinsam trotten wir zur Küche, wo wir in den Trubel des Familienlebens eintauchen.

Unsere Bücher finden Sie überall dort,
wo es gute Bücher gibt, und unter
www.woerterseh.ch

Eine Auswahl unserer Hardcover

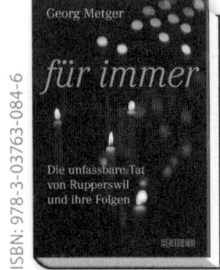

ISBN: 978-3-03763-084-6

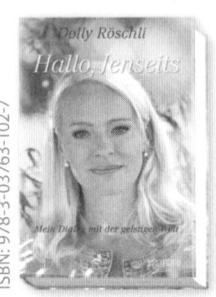

ISBN: 978-3-03763-103-4

ISBN: 978-3-03763-102-7

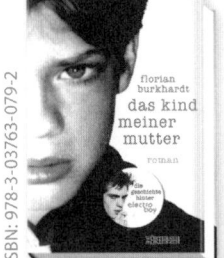

ISBN: 978-3-03763-079-2

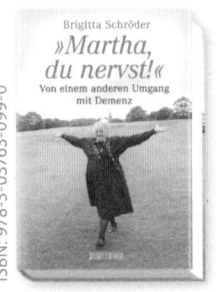

ISBN: 978-3-03763-099-0

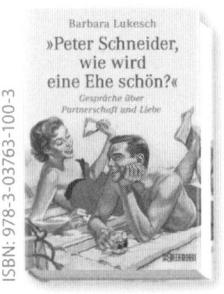

ISBN: 978-3-03763-100-3

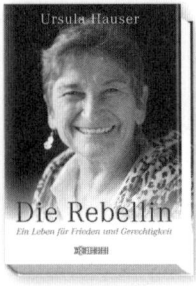

ISBN: 978-3-03763-065-5

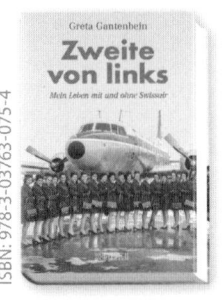

ISBN: 978-3-03763-075-4

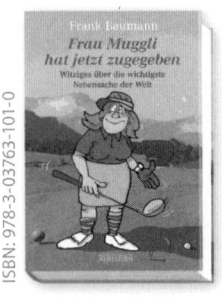

ISBN: 978-3-03763-101-0

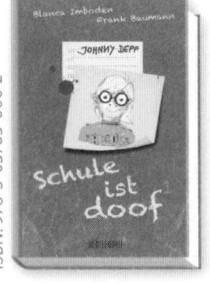

ISBN: 978-3-03763-066-2

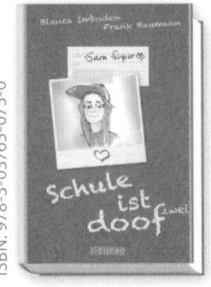

ISBN: 978-3-03763-073-0

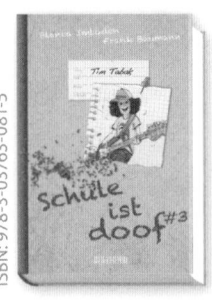

ISBN: 978-3-03763-081-5

Eine Auswahl unserer Softcover

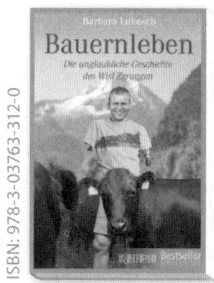

ISBN: 978-3-03763-312-0

ISBN: 978-3-03763-313-7

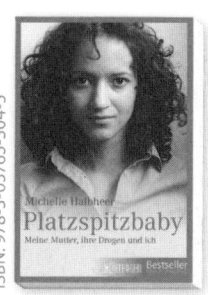

ISBN: 978-3-03763-304-5

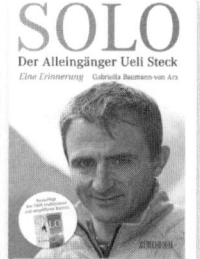

ISBN: 978-3-03763-310-6

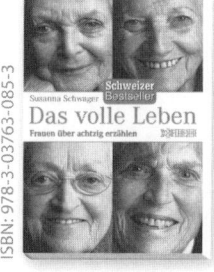

ISBN: 978-3-03763-085-3

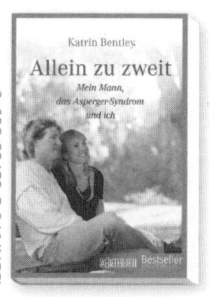

ISBN: 978-3-03763-309-0

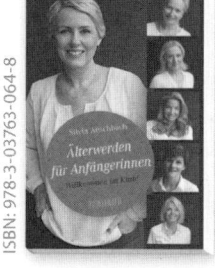

ISBN: 978-3-03763-064-8

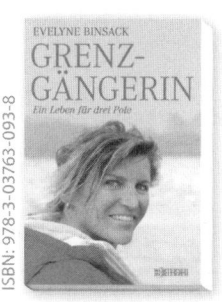

ISBN: 978-3-03763-093-8

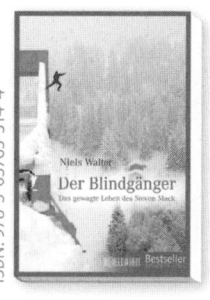

ISBN: 978-3-03763-314-4

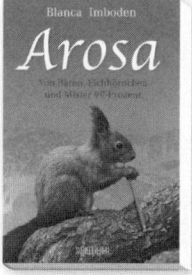

ISBN: 978-3-03763-096-9

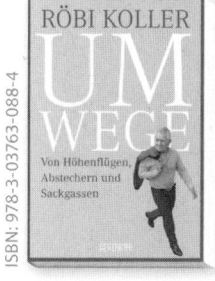

ISBN: 978-3-03763-088-4

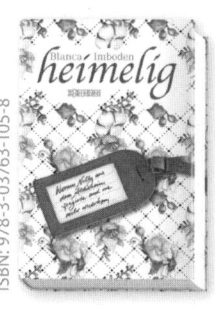

ISBN: 978-3-03763-105-8